図解 週3日だけの

「食べグセ」ダイエット

山村慎一郎
Shinichiro Yamamura

青春出版社

はじめに

「食べ物」が「体」になる。

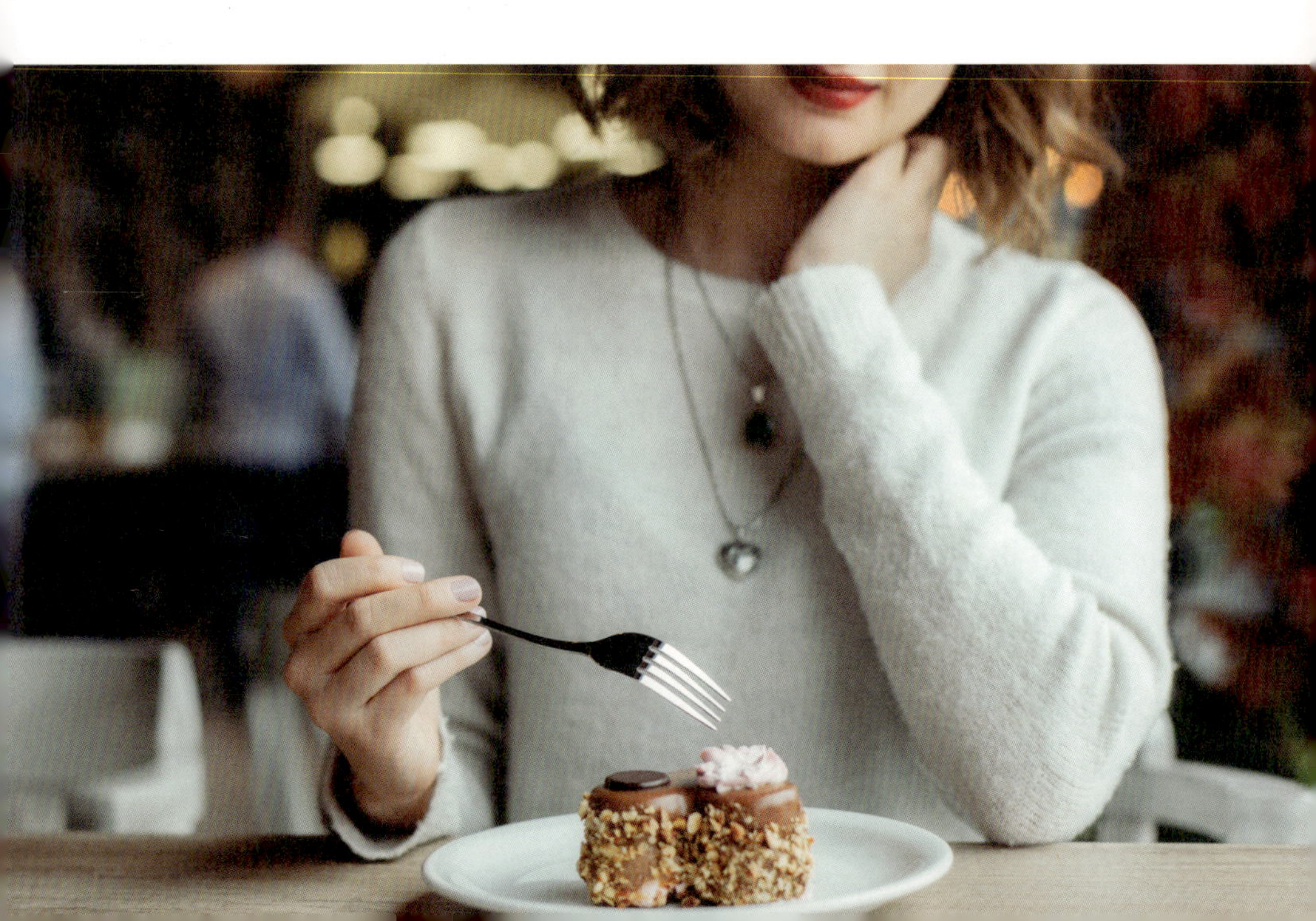

これは誰でも知っていることですが、
本当の意味は、実は誰も知りません。

摂りすぎた食べ物は、
必ず体のどこかに現れてきます。

たとえば、
ソバカスやホクロなど、
茶色いシミがたくさんある方。
これらの原因は、実は、
砂糖の摂りすぎなのです。

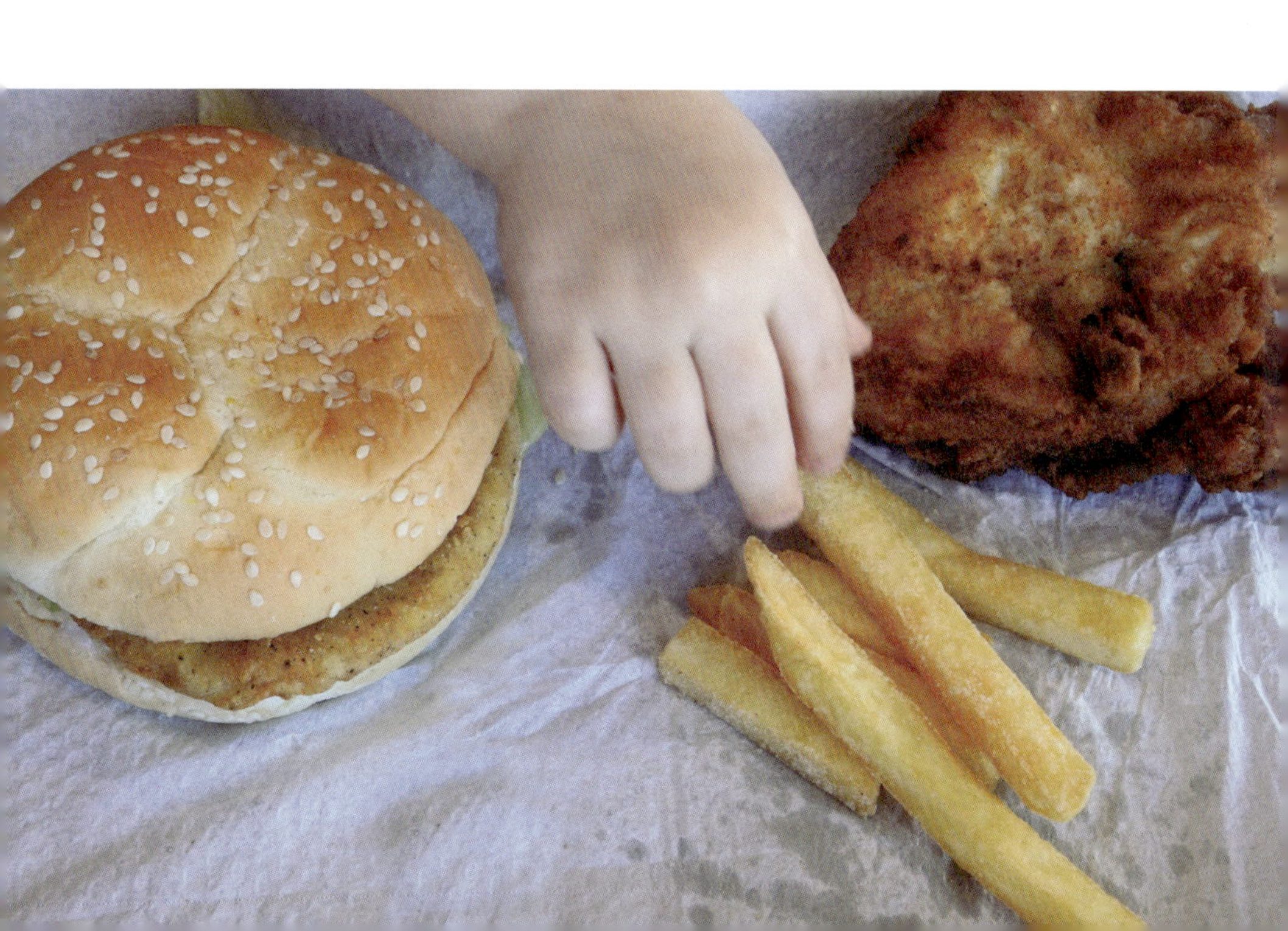

「若いころに日焼けしすぎたから
シミができるんだ」という方も
いるかもしれませんが、
ただの思い込み。

砂糖に含まれる「糖分」は《**陰性**》といって
「上昇する性質」を持っています。
だから、その反対の《**陽性**》である
「日差し」に引きつけられて、
シミが出やすくなるんです。

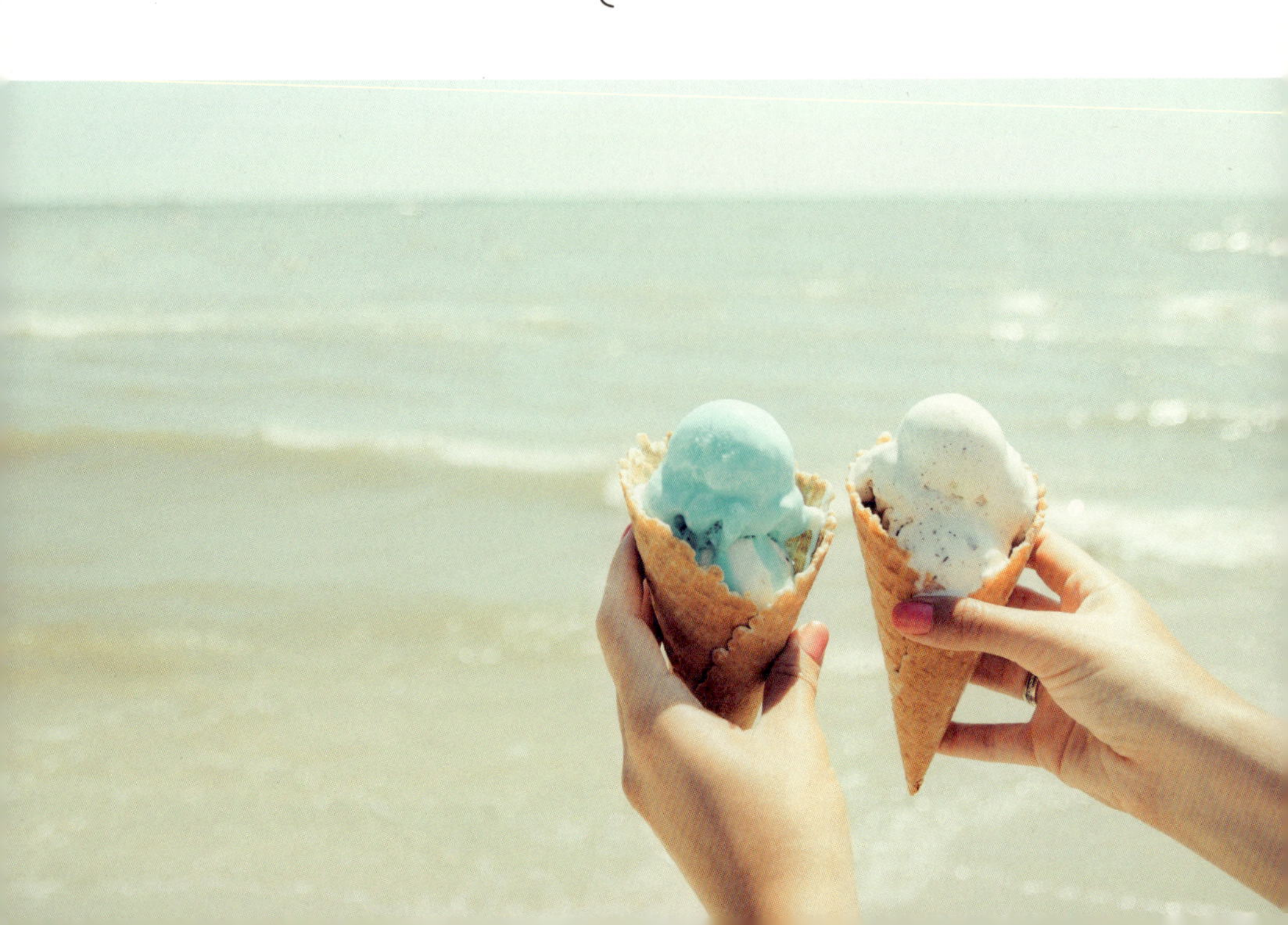

また、
「色が白くてぽっちゃりしている」
という方。これは、
乳製品と砂糖の摂りすぎです。

「もともと色白だから」という
言い分もあるかもしれませんが、
いえいえ。乳製品には、
肌をたるませる力があり、
顔や胸、腕、お腹など、
体の内側がゆるんで
たるみやすくなっているのです。

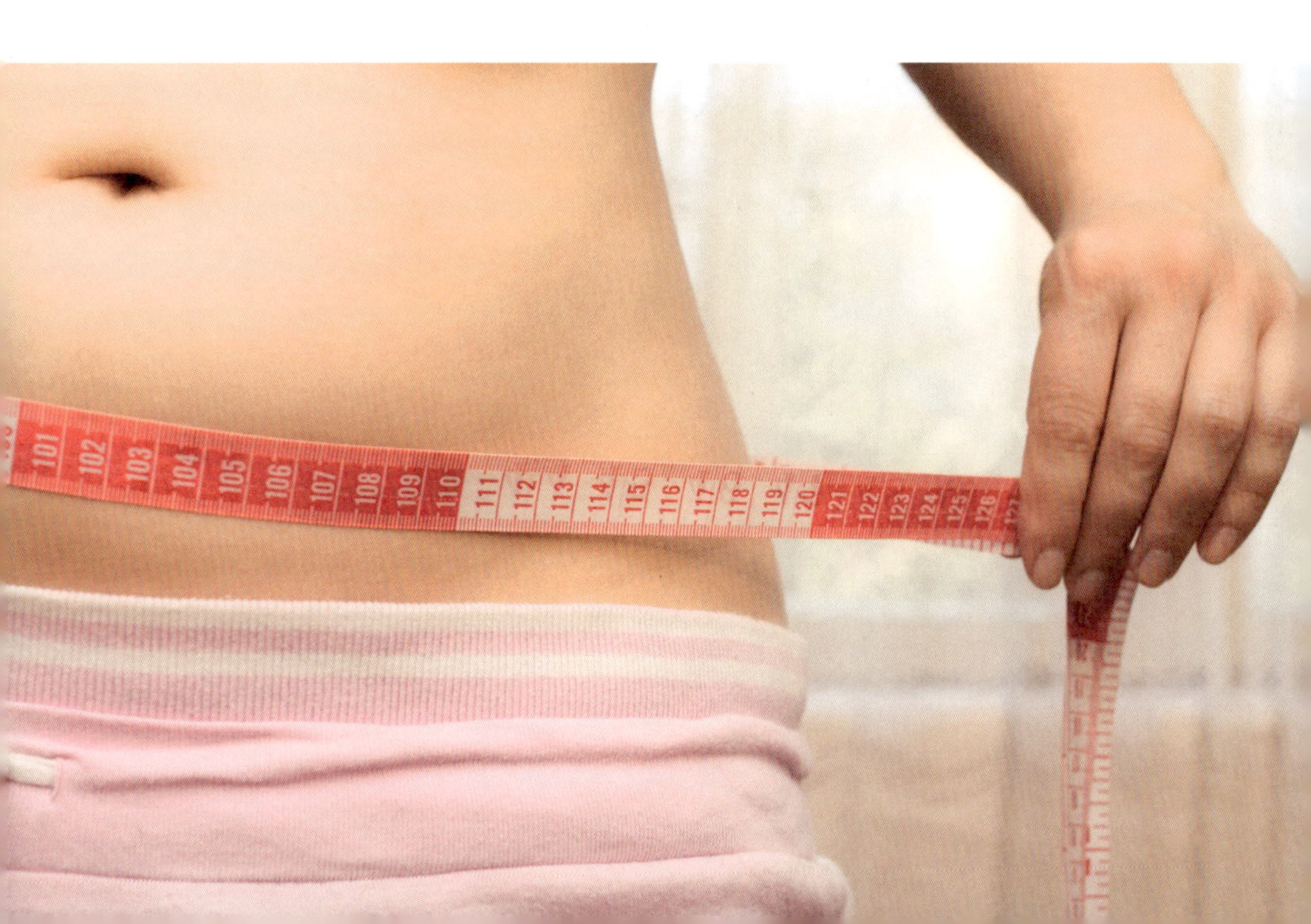

このように

「顔」や「体」を見ただけで
あなたが日頃どんなものを
食べているか（食べグセ）が
わかってしまう……というのが、
本書で紹介する**「望診法」**です。

顔に出る吹き出物、シミ、シワ、
肌荒れといったさまざまな
美容トラブルから、

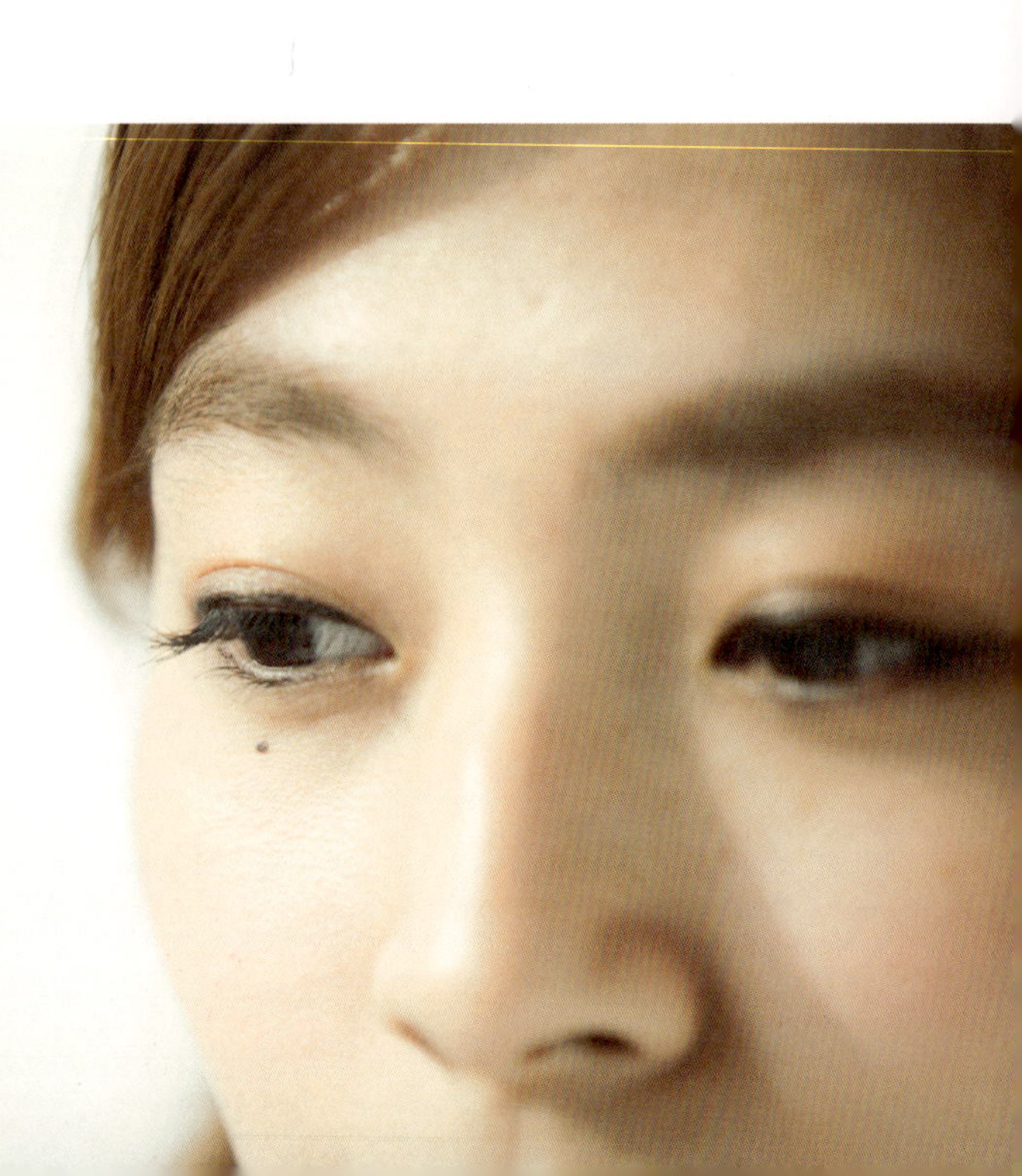

・いまの体の不調
・将来どんな病気になる
可能性があるか
・どんな太り方をしていくか

といったことまで見抜けます。

いかがですか？
ドキッとした方もいらっしゃるでしょう。
この「望診法（ぼうしんほう）」の技術を活かして、
不調を抱える方や病気の方に
食事指導を行うのが私の仕事です。

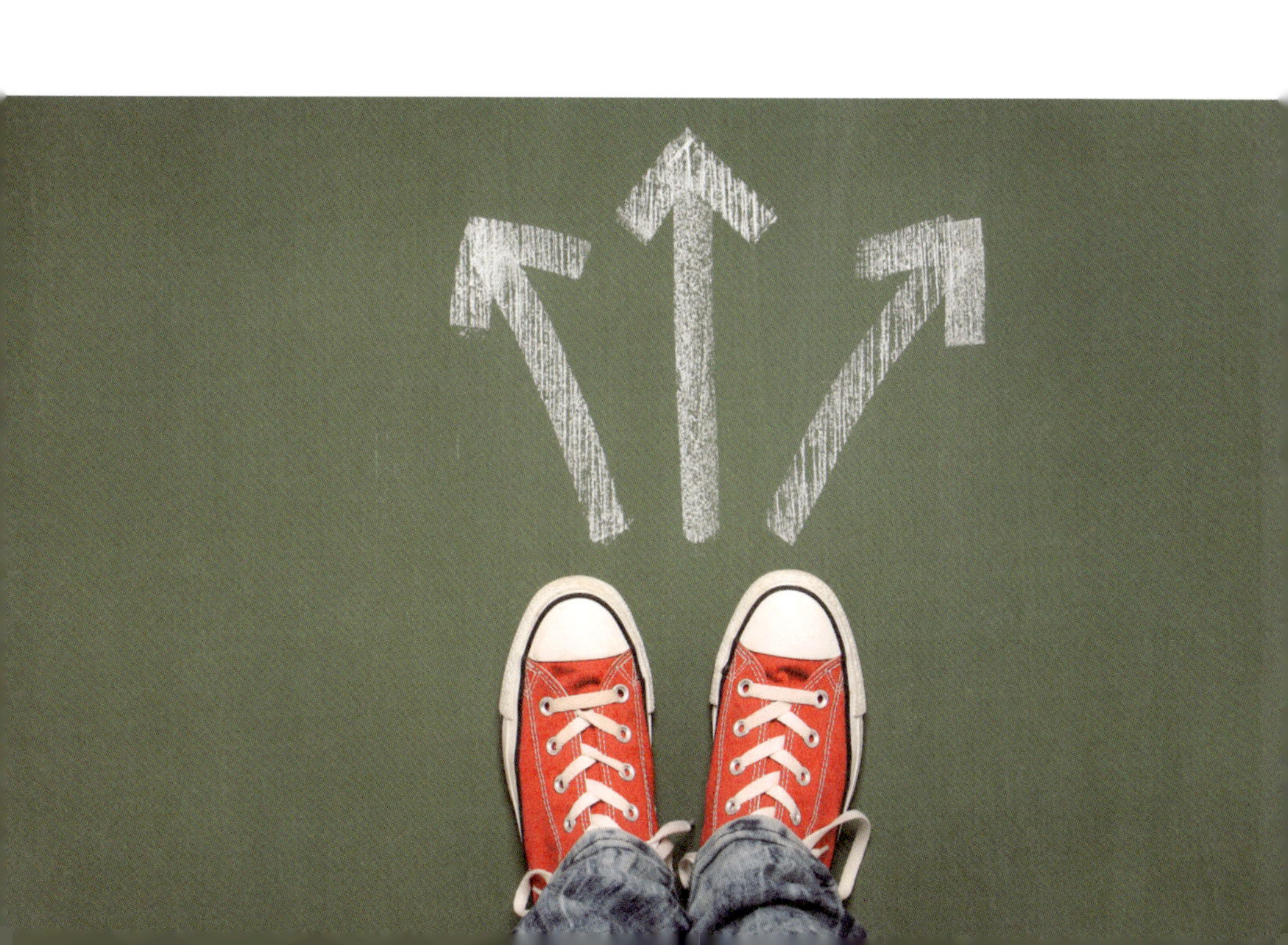

本当に成功する
ダイエットの
秘訣。

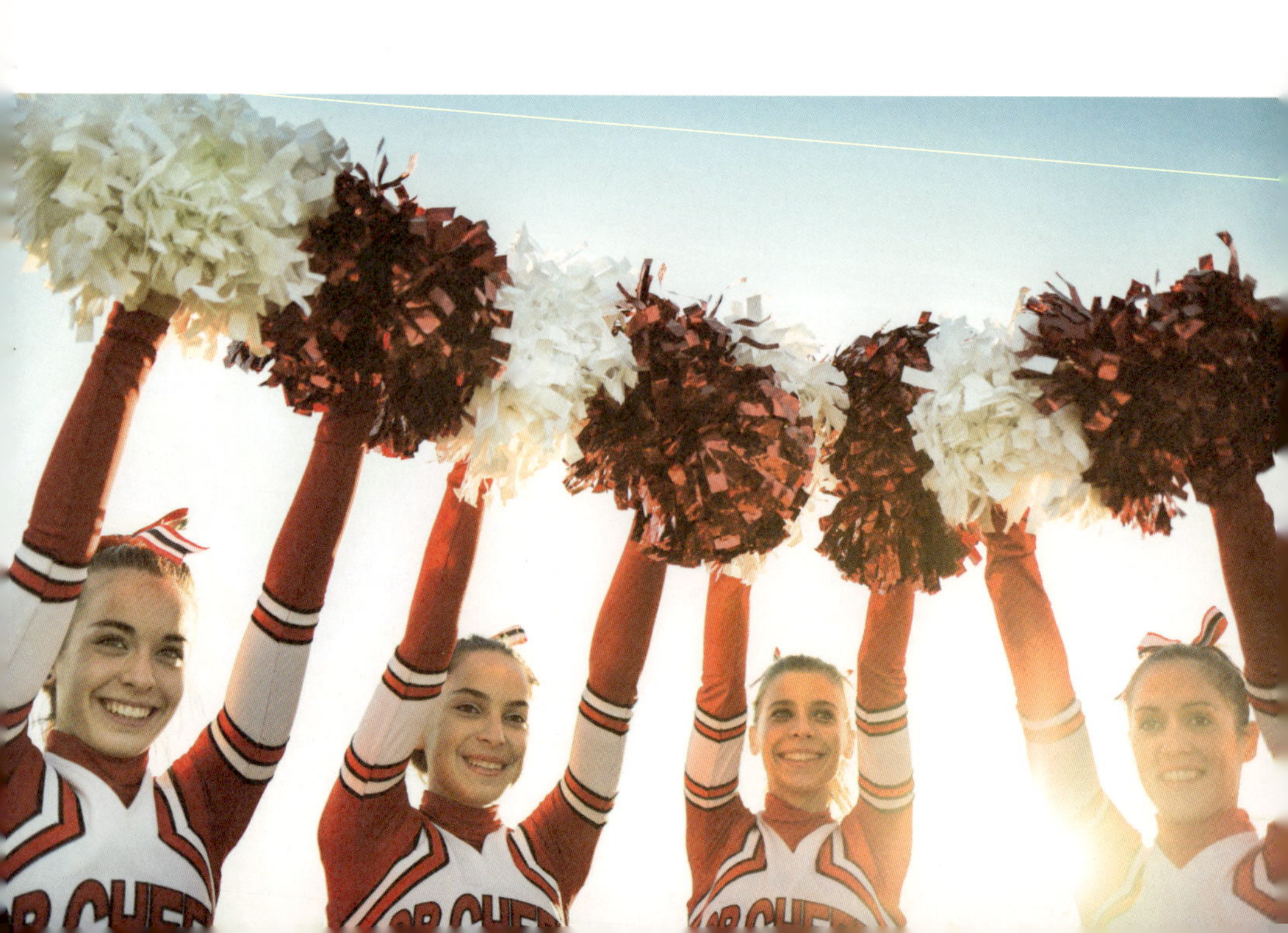

それは、
自分が持って生まれた
「体質」にぴったり合った
食べ方を見つけること。

ほどよく引き締まった、
スリムな体型をキープできるか。
それとも次第にブヨブヨになって、
ボディラインがくずれていくか。
その分かれ目は、食事が決め手なんです。

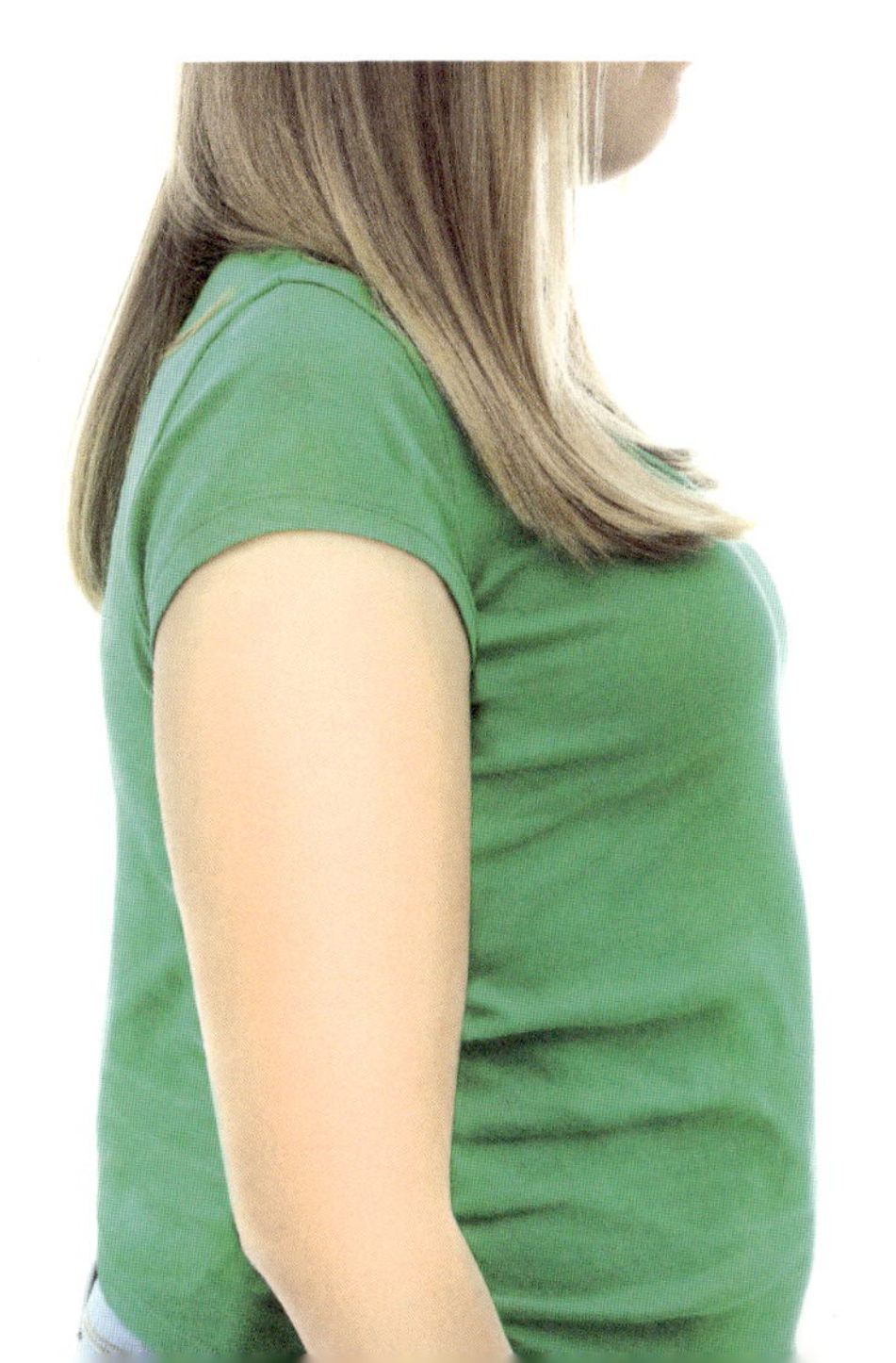

「食べグセ」改善で
体も、人生も
変わります!

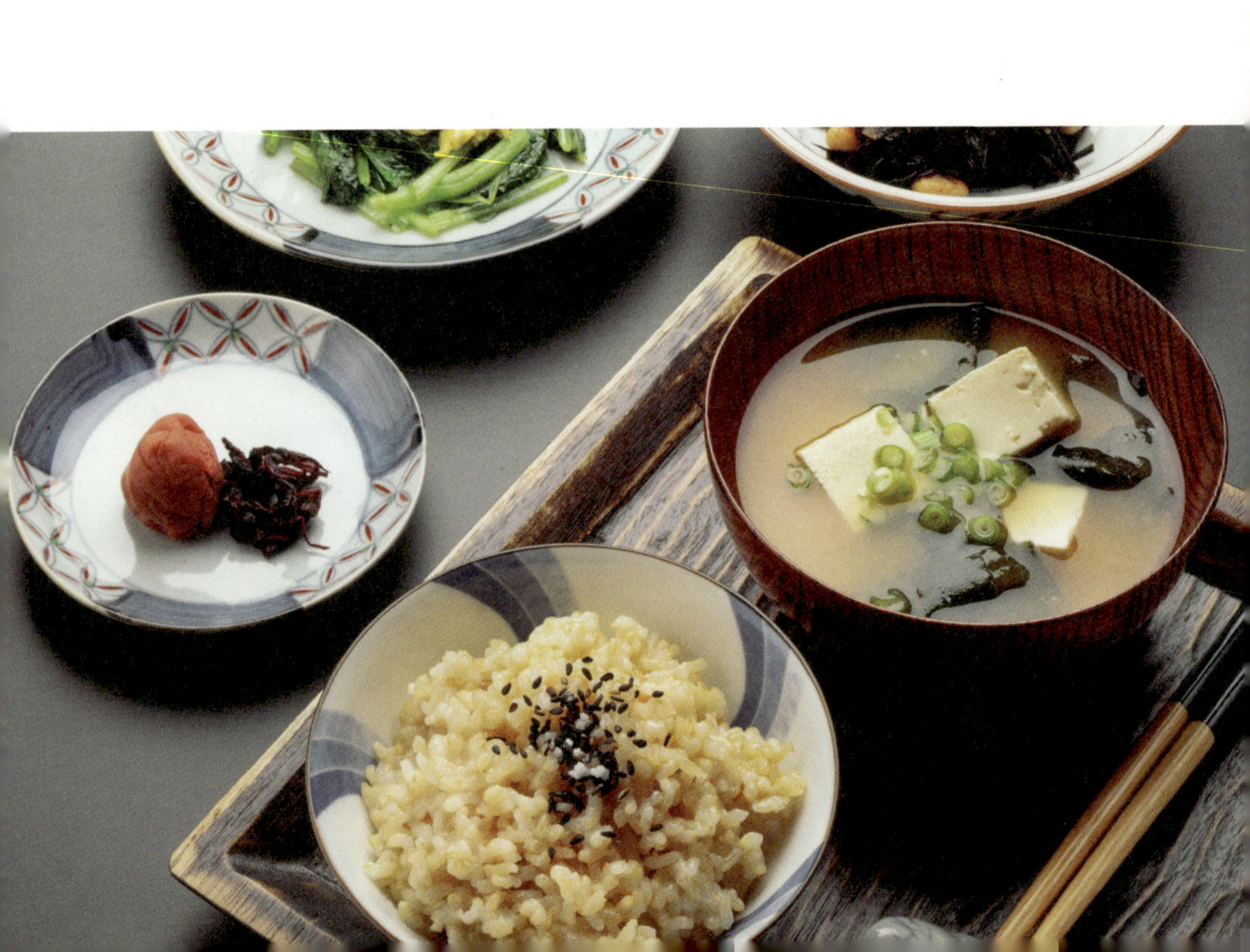

Episode 1

間違いだらけのダイエット常識。カロリーを減らしても痩せません！

今までの一般的なダイエットの方法は、「食事の量を減らし、できるだけ体を動かす。そうすればカロリー収支が赤字になって、確実に体重が減る」というものでした。

たしかに「食べすぎ＋運動不足」が体重増加の原因になっていることは確かです。

でも、太る原因は、実はそれだけではありません。

例えば**「脂太り」**タイプの人が肉料理など脂っこいものを頻繁に食べていると、それが少量であっても、お腹・背中・肩のあたりに脂肪がつきやすくなります。脂太りタイプの人はそうでない人と比べて、体が脂に反応しやすいのです。

つまり、同じものを食べていても太る人とそうでない人がいるということです。

そういう体質的なことを無視して、ただやみくもにカロリー制限をしたり運動をしたり、と苦しい努力を重ねても、体にたまった余分な脂肪は消えてくれません。

ダイエットをすると胸ばかりなくなってしまって、本当に痩せたい下半身は太いまま……なんていう方は**「水太り」**の可能性が高いです。このタイプの人が糖分を摂ると体がゆるみやすく、細胞によけいな水分がたまって、お腹・太もも・二の腕などがタプタプになってしまいがちです。

けれど、甘いものを控えると、知らず知らず体にたまっていた水分のハケが格段によくなり、体が軽く感じられるようになっていきます。糖分と水分をちょっと控えるだけで、すぐに上半身から痩せていきます。それは、水太りという見かけ上の体型が、本来の姿に戻るのは比較的カンタンだからなのです。

全身がバランスよく引き締まった状態にするには、ワカメ、ひじき、昆布など海藻類を積極的に食べて、体に不足しがちなミネラルを十分に補っていく必要があります。全体的にバランスがとれているなら、多少太めでも、それはそれでいいというふうにも私は思います。

ただ、部分的に太っている場合は、体のどこかに不調があると用心したほうがよいでしょう。下腹だけがぷっくり出ているとか、喉のあたりがたるんでいるとか、部分的に脂肪がついて太っている場合もあって、それはその人が持っている体質的な陰陽バランスが崩れているせいです。

脂太りでガッチリした体格の人、何も食べなくてもなかなか痩せない人は《陽性》。
ぷよぷよした水太り体型の人、3、4日食事を摂らないとすぐに痩せる人は《陰性》。

というのが一つの目安です。

どのタイプの人がどのような食事をすると健康的に痩せられるのか、詳しくは4章の「食べグセ改善トレーニング」で説明していきましょう。

Episode 2

玄米で生理痛の悩みから解放！

A・Iさんの場合

Aさんは、毎月の生理痛がひどくて、たびたび仕事を休まなければならず、好きだった仕事も退職を余儀なくされました。「再就職したらしっかり働きたいので、なんとしても生理痛を治したい」というAさんに、私は、半断食という方法を1週間続けることをすすめました。半断食とは、1日の食事を約1合の玄米と600ミリリットルの水だけにする、というもので、さらにAさんの症状や体質に合った野菜の汁物などもつけ、調整しました。

また、毎日約5キロの道を40分で歩くウォーキングや、そのあとで呼吸法と瞑想、足湯、アロマテラピーなども行ってもらいました。

4日目の朝、いつものようにウォーキングを終えた彼女が、「不思議」とつぶやいているので、「何が不思議なの？」と聞いてみると、「今日から生理が始まったんですけど、ちっとも痛くないんですよ」とうれしそうな声。早くも効果が現れだしていたのです。

そのまま彼女は無事1週間の半断食を終え、生理痛の悩みから解放されました。そして数か月後には、仕事に復帰することもできたそうです。

このように食事を変えることは、ダイエットだけでなく、健康な体づくりにもつながり、人生を好転させる力にもなるのです。

Episode 3

リンゴでしつこい脂肪がすっきり！

Y・Mさんの場合

お寿司が大好物で、特に脂の乗ったトロに目がなかったYさん。霜降り肉も好きで、ステーキや焼き肉をしょっちゅう食べていたとか。当然太ってしまい、反省したYさんは、絶食ダイエットを何度も試みたけれど、どうしても痩せなかったそうです。

Yさんの場合は、典型的な脂太りで、肉でも魚でも糖分でも、食べたものは何でも体の中に脂肪として蓄えてしまうタイプでした。そこで私は、できるだけ酸っぱいリンゴを毎日食べるようすすめました。酸味の強いリンゴには利尿・排便作用があり、体にたまっている大量の脂肪を溶かして分解する効果があるからです。

Yさんは朝も昼も晩もリンゴだけを食べ、お腹が空いたらリンゴ、おやつも夜食もリンゴという生活を1週間続けました。そうしたら、あれほど頑固にこびりついていた脂肪が見事に減りだし、お腹まわりも下半身も、そして顔までもがスッキリ細くなっていきました。体重もあっさり10キロも減ってしまったのです。

ただ、誰もがリンゴで痩せるというのではなく、Yさんの体質に合った方法だったからです。また、リンゴだけでは栄養バランスが極端に偏ってしまうので、長期間やりすぎるのは危険です。1週間でやめるようにしましょう。

食べ物が体をつくり、
心をつくっていきます。

自分に合った食べ方をして
心と体にプラスのエネルギーを
満タンにしておけば、
いつも美しく健康的に
輝いていることができます。

幸運な出来事を
引き寄せることだって
できてしまうんです。

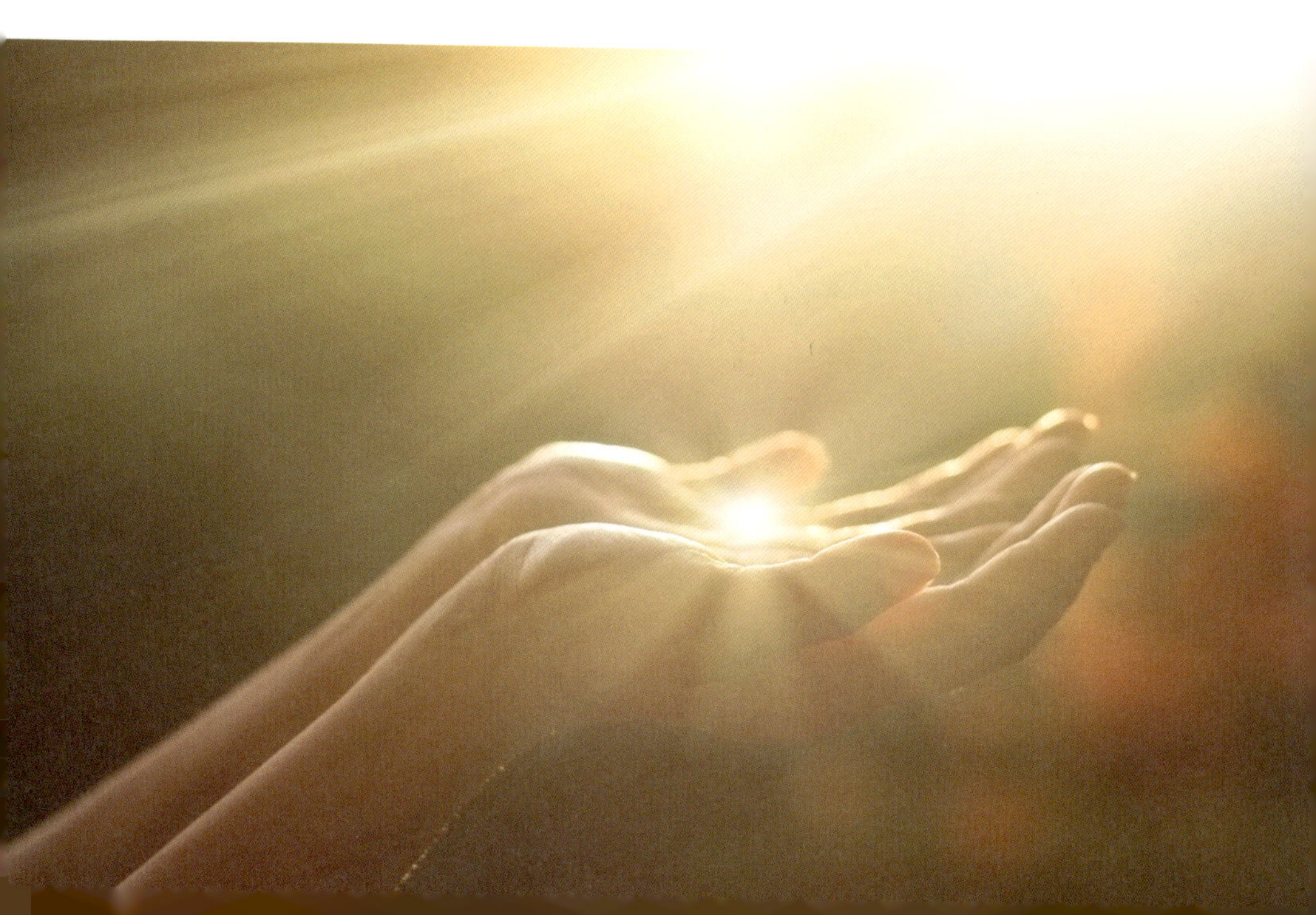

さあ、鏡の用意はいいですか。
それでは、
「食べグセ」ダイエットを
始めましょう！

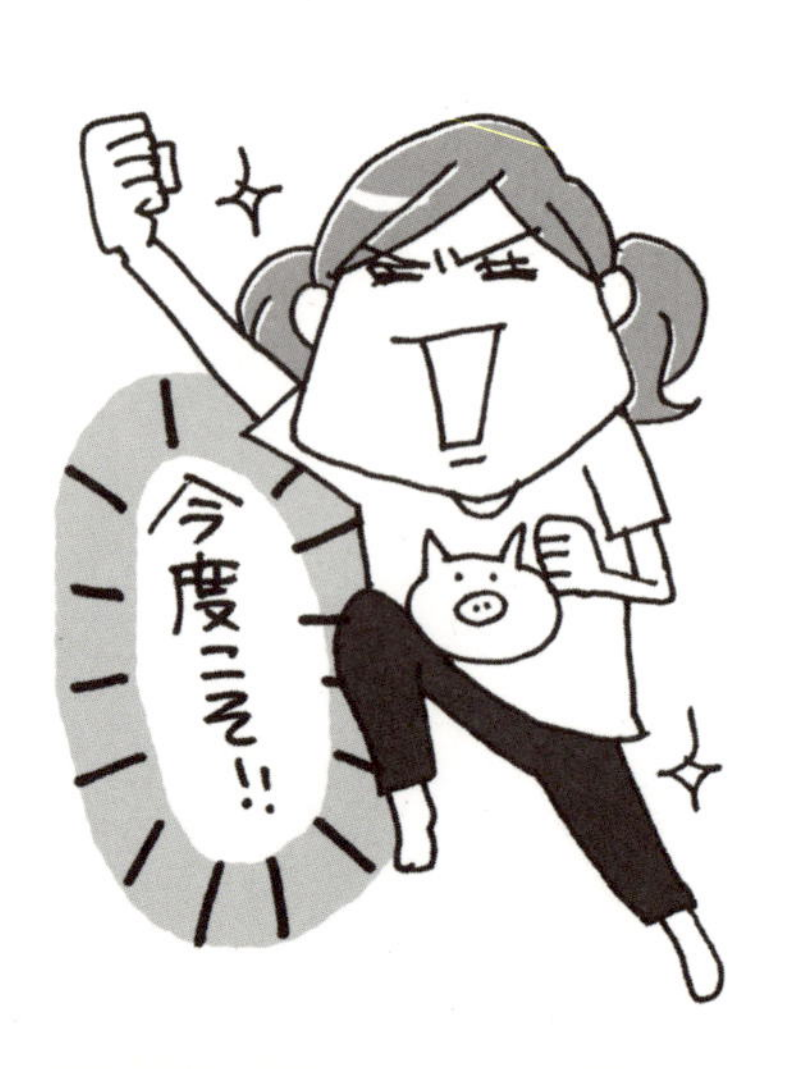

目次

1か月で10〜15キロ痩せた！
穀物菜食からダイエットをスタート

2章

陰性・陽性…あなたは、どっち？

「望診法」で体質チェック

3章

健康的に痩せる！

食の《陰陽》バランスの整え方

もう二度と太らない！
「食べグセ」改善トレーニング

おまけに♡「食べグセ」を直したらキレイもついてきた！

Column

1章

1か月で10～15キロ痩せた！

穀物菜食からダイエットをスタート

究極の痩せメニュー

「穀物菜食」でダイエットがうまくいく！

食事のメインを玄米に変えると痩せるだけでなく、体も健康に

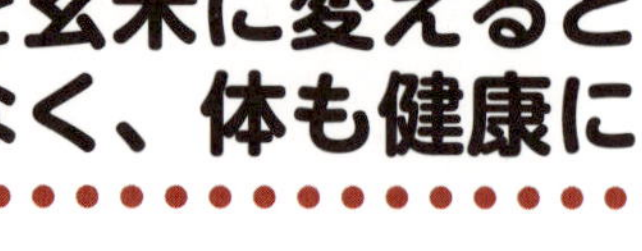

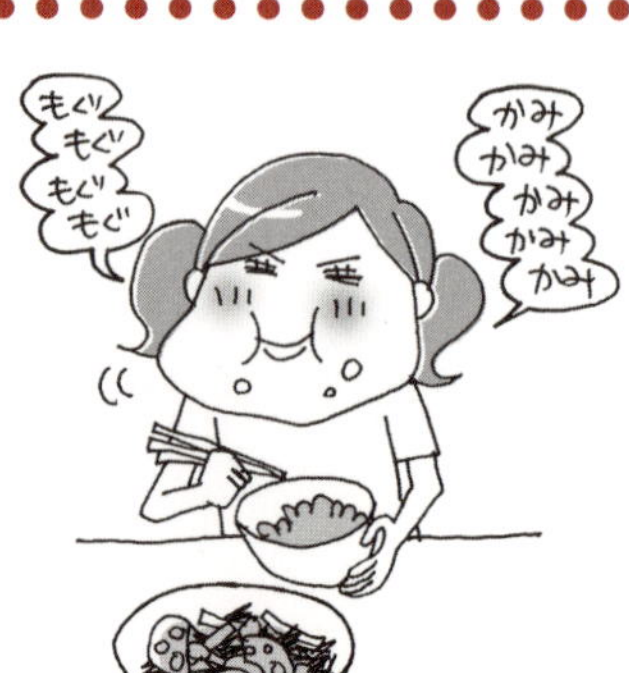

カロリーを減らすだけでは痩せない！

ムリな食事制限をしたり、炭水化物を抜いたり、果物だけ食べるなど、偏った食生活を続けると…

▼

体重は減っても体型は変わらないうえ、栄養不足で不健康に

玄米は栄養満点！で健康的に痩せられる

デンプン、タンパク質、脂肪、カルシウム、ミネラルなど、栄養豊富な玄米を食生活の中心にすると…

▼

少量の食事でも健康な体がつくられ、体型もスリムに

人の歯は人間の食に合った形になっていると知っていますか。人の歯を見ると、穀物をすりつぶすために使われる臼歯が20本も。野菜や海藻などを噛み切るための切歯が8本、肉や魚を引き裂くための犬歯は、たった4本。基本とすべき食が穀物なのは明確ですね。

私が食事指導で推奨しているのが、穀物と野菜をベースにした「穀物菜食」です。この食事法で健康的に10〜15キロ痩せる方も珍しくありません。穀物の中でもおすすめは玄米。白米よりも多くの栄養素が含ま

穀物菜食のルールは、たった4つ！

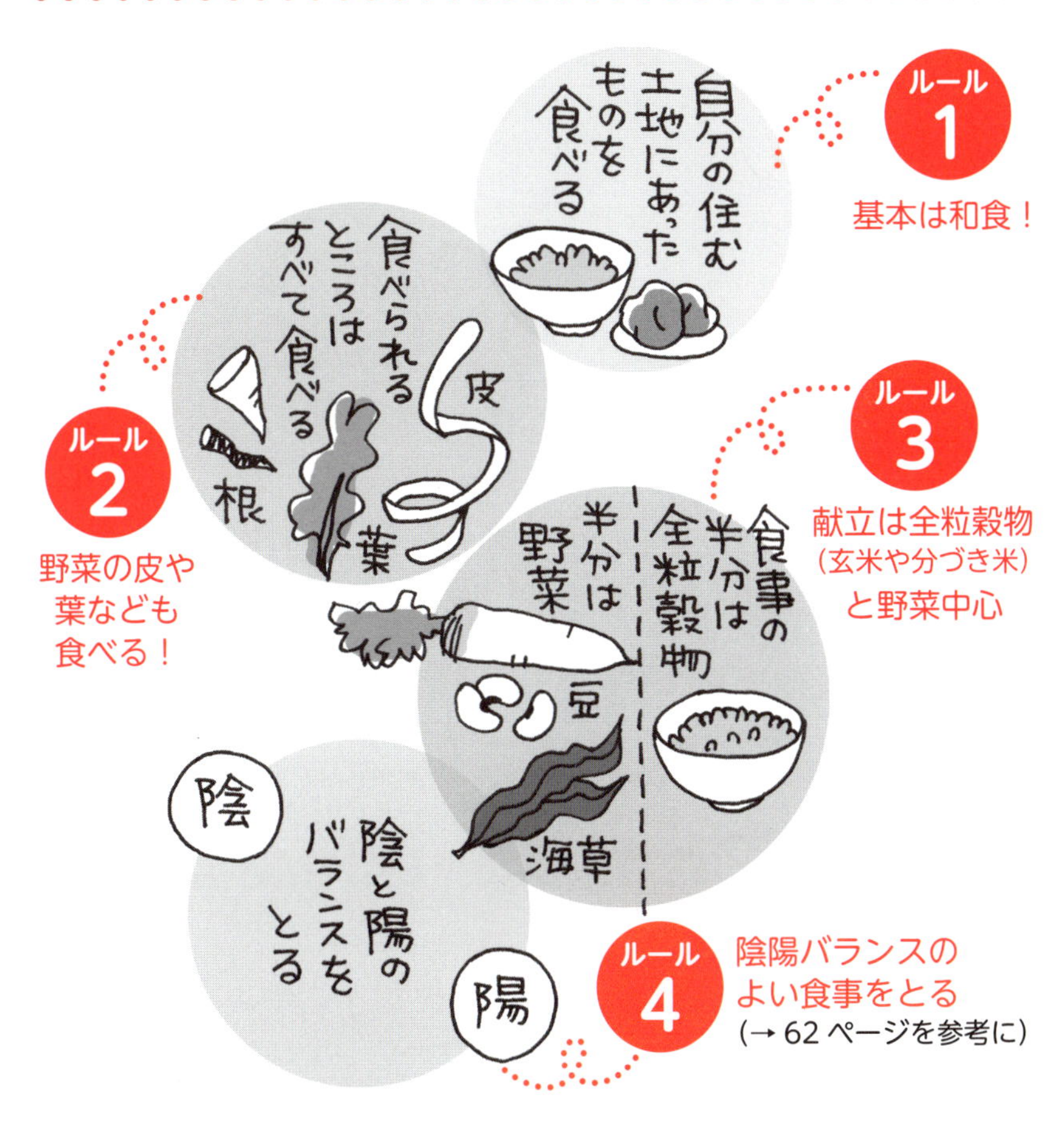

れているので、玄米だけ食べていても丈夫で健康な体がつくられていきます。

私自身の体験になりますが、玄米を食べるようになって1か月半後、90キロ近くあった私の体重は25キロも減りました。短期間の激痩せですが、体力が落ちたということはなく、それどころか、以前よりも体も心も元気になったのです。

穀物菜食をしながら、このあとの4章で紹介する「食べグセ改善トレーニング」を実践していくと、自分でもびっくりするほど劇的な痩せ効果が現れます。

すぐに実践できる！穀物菜食の基本のメニュー

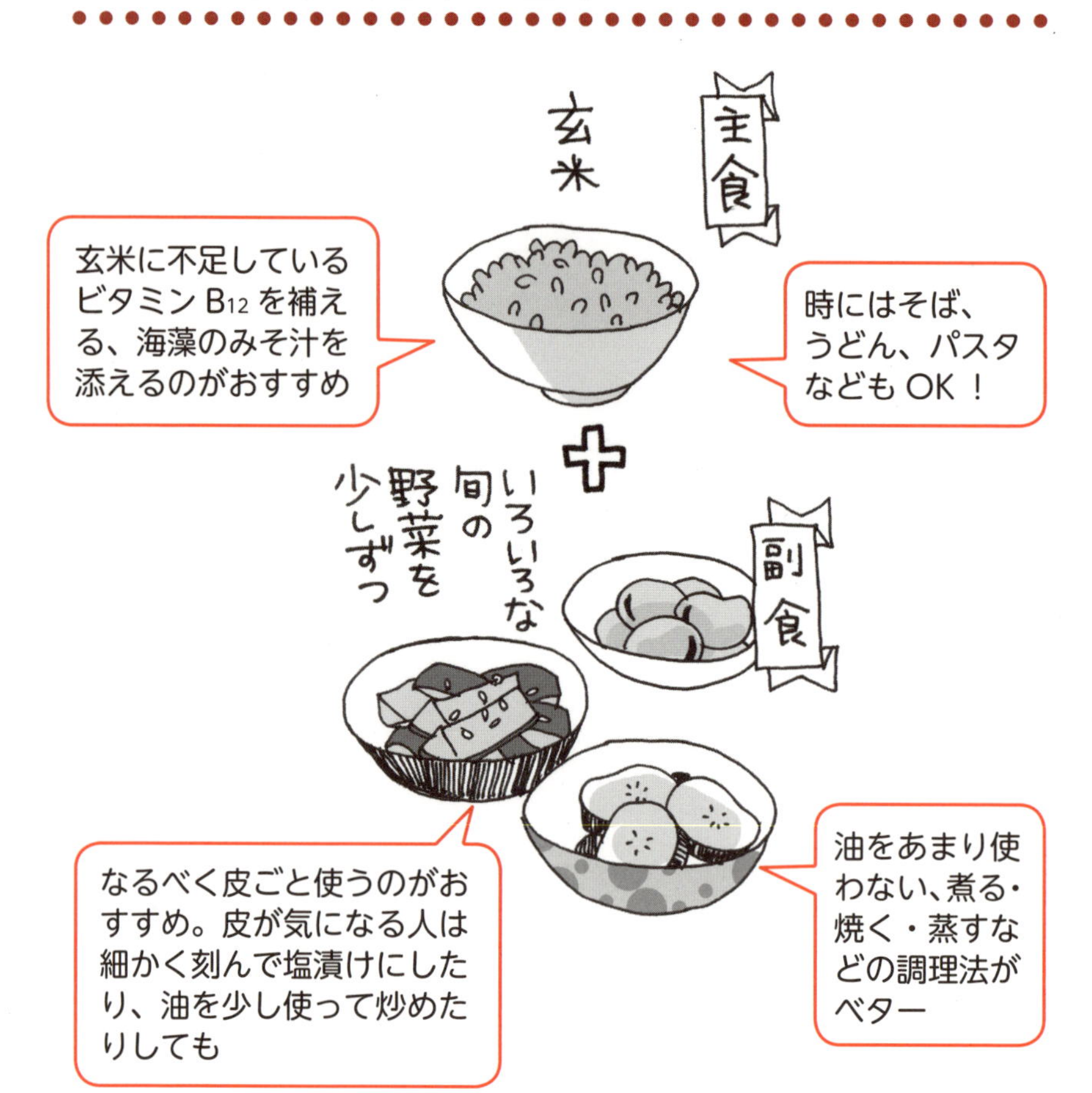

穀物菜食の基本は、玄米ごはん＋野菜を使ったメニュー。野菜はその季節の旬のものを選びます。夏なのに冬の根菜類を毎日食べたり、冬なのに夏野菜ばかり食べたりすると、体のバランスが崩れて気力・体力がなくなり、太りやすくなることもあるので注意を。

また、玄米ごはんと相性ぴったりなのが、海藻のみそ汁です。玄米にはビタミンB12が不足しているのですが、それを補うのが、のり、岩のり、ワカメ、昆布などの海藻類なのです。また、アサリ、赤貝、タラコ、

食事を穀物菜食に切り替えるとどうなる？

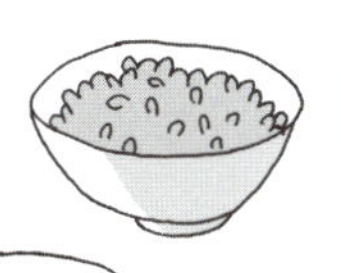

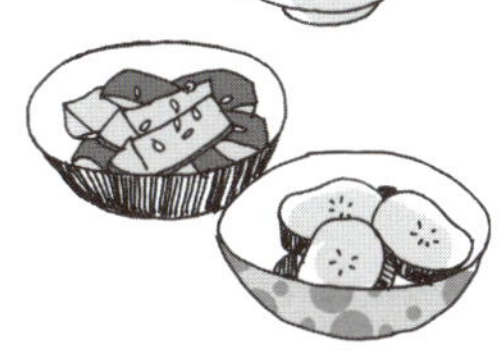

玄米と野菜中心の食生活になる

↓

玄米自体に深い味わいがあるので、自然に肉、魚などの動物性タンパク質や油脂をあまり摂らなくなる

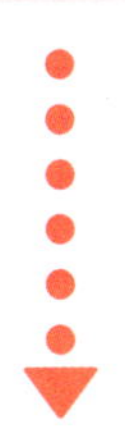

食べすぎが抑えられ、自然に余分な肉が落ちてスリムになる

健康的な食生活になり、喘息や鼻炎など、体の不調も軽くなる

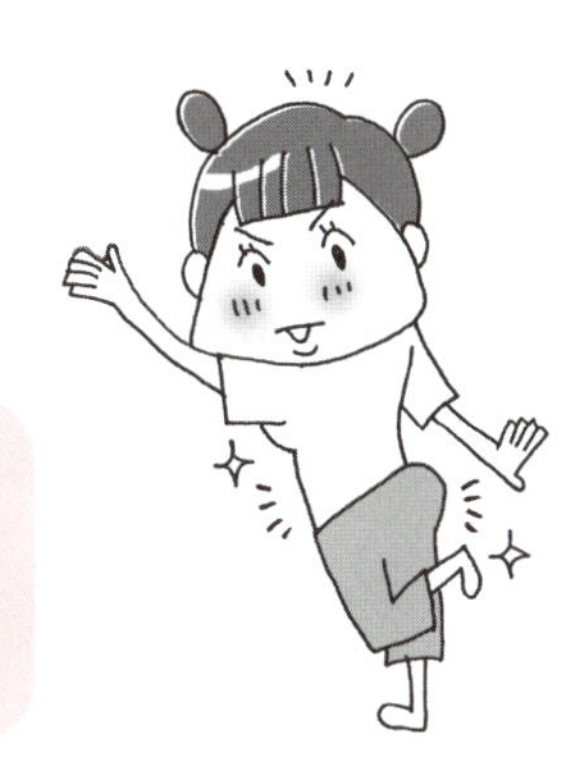

ニシン、サンマにも多く含まれます。なお、B12は葉酸（枝豆、アスパラガス、菜の花、ほうれん草などに多く含まれる）と一緒に摂ると良いとされます。

玄米は噛みしめるほどに味わいがあり、おいしいものですが、苦手に感じる方がいるとしたら、それ以前の食事に油が多すぎたせいだと考えられます。

トウガラシ、じゃがいも、トマトなど、油を消す作用のある食べ物を体にもっと取り入れてから玄米を食べると、きっとおいしく感じられるでしょう。

ラクして痩せる！

週3日、1日1食でもOK

ムリをして食生活を変えようとすると悪循環に…

玄米を食べ慣れていないため、おいしく感じない

▼

食生活にストレスを感じてしまう

▼

結局、すぐにやめてしまう

▼

急に元の食生活に戻すと、反動で食べすぎてしまう

「いきなり穀物菜食に切り替えるのはムリ」という方もいらっしゃるでしょう。

その場合は、週3日だけ穀物菜食にするのでも大丈夫。それでもかなりの効果が得られます。

今まで通り肉も魚も食べる、でも1日1食は玄米を食べるという方法もいいでしょう。ちょっとでも玄米を食生活に取り入れることで、驚くほど快調になっていきます。

玄米が苦手な方は、雑穀米や、白米と玄米の中間的な分づき米から始めるという手もあります。

まずはできることから！ゆる穀物菜食のススメ

自分のライフスタイルに合うプランを選びましょう！

週3日だけ穀物菜食にして、残り4日は好きなものを好きなだけ食べる日に

or

肉も魚も基本的に食べるけれど、1日1食だけ穀物菜食にする

or

ふだん食べるお米を、白米から雑穀米や分づき米に変える

分づき米とは？
玄米からぬか部分を完全に取り除いたものが白米で、ぬかの一部を残して精米したのが分づき米です。七分づき米は、ぬかが30%程度残ったお米、五分づき米は、ぬかが50%程度残ったお米のこと

このように玄米や雑穀米、分づき米などを食べていると、知らないうちに食べ物のほうで体を調節してくれるようになります。

白米を主食にすると、どうしても脂っこい肉や魚などのおかずがほしくなりますが、玄米や雑穀米、分づき米なら、それ自体に深い味わいがあるので、おかずはそれほどたくさん必要としなくなるのです。

こうしてごく自然なかたちで無理なく食べすぎを抑えられ、バランスがとれた理想的な食事をすることができます。

メリハリのあるライフスタイルで穀物菜食を楽しく続けましょう

これくらいの食生活なら
3日間はシンプル食！
月
火
水
木
金
土
日
4日間はパーティー食!!
毎日穀物菜食だと、ストレスを感じがちですが、週3日なら飽きずに続けることができます
残り4日は、会社の行事や接待などにも参加でき、デートや食事会などのおつきあいも自由に楽しめます
いつのまにかダイエット成功！

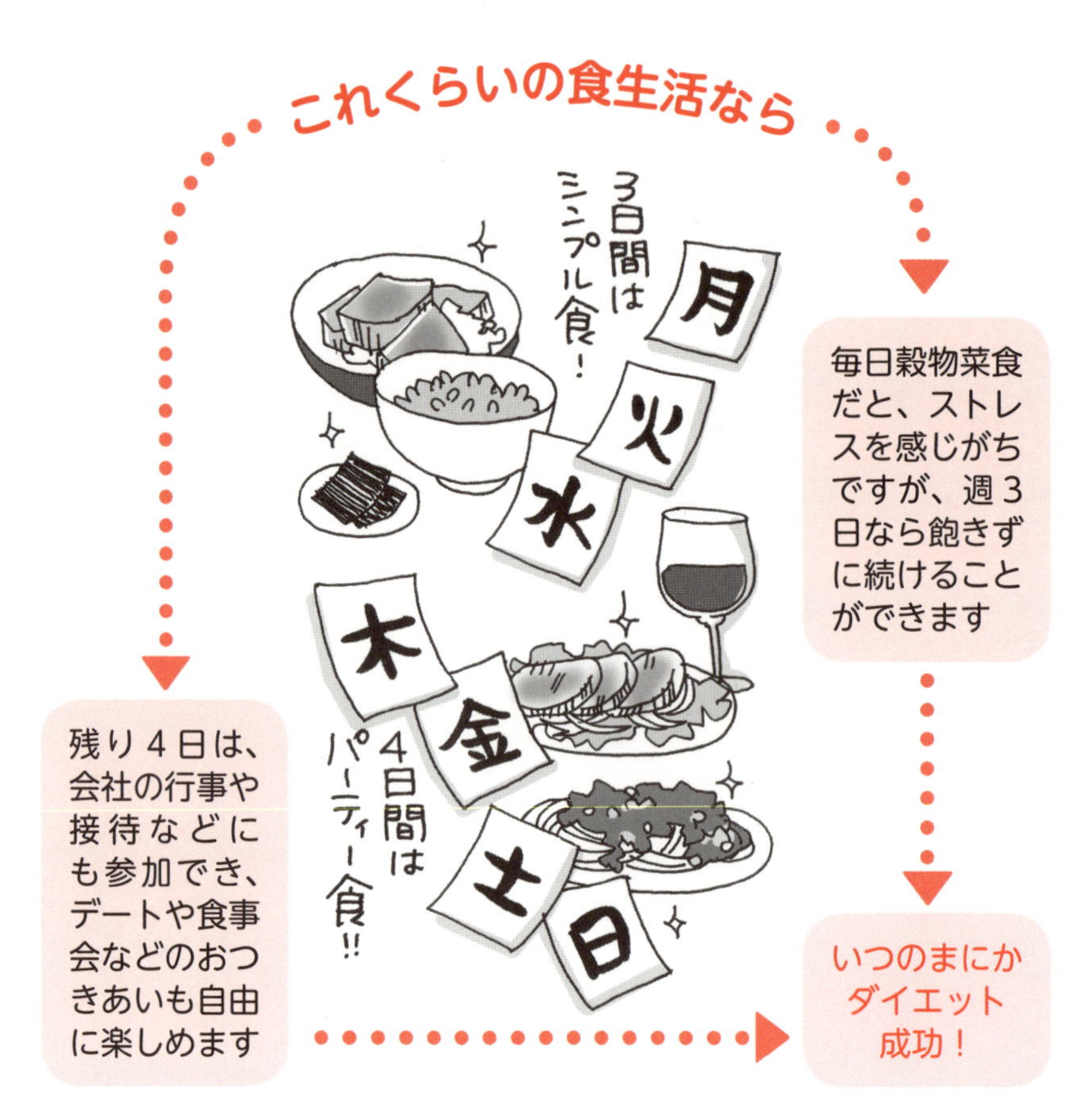

長く穀物菜食生活を続けるには、メリハリが肝心です。週3日は穀物菜食を徹底して、会社にも玄米おにぎりを持って行って食べる、でもあとの4日はダイエットのことはあまり気にせず、好きなものを好きなだけ、お腹いっぱい食べていい。お酒もOK、というライフサイクルなら、ストレスをためずにすむはずです。

大切なのは、食の誘惑に負けず、自分をコントロールできるということです。3日間がんばった「ごほうび」として、心おきなく楽しんでいいと思います。

ゆる穀物菜食生活の1週間のイメージ

月
玄米
＋野菜の焼きびたし
＋煮豆
＋みそ汁

▶

火
玄米
＋蒸し野菜のサラダ
＋納豆
＋みそ汁

▶

水
玄米
＋野菜の煮物
＋青菜のおひたし
＋みそ汁

▶

月～水は、ランチにも玄米おにぎりを持参

▶

木
定食屋さんで焼き魚定食

▶

金
同僚と居酒屋で飲み会

帰りにひと駅ぶんウォーキング

▶

土
友達と食事会でフレンチディナー

▶

日
近所のイタリアンでパスタ

ジムに行ってヨガ＆エクササイズ

自由に食べた日のあとは…
適度に体を動かす習慣をつけるとダイエット効果もアップ！

でも、思い切り食べた翌日は体を動かすようにしましょう。そうして、早く脂肪を燃やしたほうがいい、ということはおわかりですよね。できるだけ体を使わずに痩せようとする人は多いのですが、食べすぎてオーバーカロリーとなった分は、ウォーキングなどで燃焼していくのがいちばん。

運動をすると新しい血管がつくられて基礎代謝が上がります。また、第二の心臓「ふくらはぎ」に筋力がつくので、血液やリンパ液の循環が良くなり、太りにくい体になっていきます。

Column 1

私は食べグセを直して一気に痩せた！

P25でも少しお話しましたが、私自身、玄米中心の食生活に変えたことで、びっくりするほど痩せることができた一人です。20代当時の私は、体重90キロ近くある巨漢で、週に3～5キロの肉をペロリとたいらげるほどの肉好きでした。そのうえ清涼飲料水や甘い菓子パンも好きなだけ摂り、まさに暴飲暴食を絵に描いたような乱れた食生活。周囲から「豪快な食べっぷりだね」とほめられることもありましたが、実際はとても疲れやすく、そのせいかいつもイライラしていたことを、今でもはっきりと覚えています。

そんなある日、妻が突然、穀物菜食を始めました。肉、魚、卵、乳製品は一切ナシ、間食の甘い菓子パンや清涼飲料水ももちろん禁止です。当初は文句ばかり言っていた私ですが、玄米を食べ続けるうちに、いつしか玄米の奥深い滋味をありがたく感じるようになり、肉や魚もそれほど食べたいと思わなくなっていきました。

そして1か月半後、なんと25キロも体重が減っていたのです。これには本当に驚きました。しかも1か月半という短期間で激痩せしたにもかかわらず、私は元気いっぱいで、かつてあれほどひどかった疲労感、イライラ、ついでに便秘や痔も、すべて解消していました。

2章

陰性・陽性…あなたは、どっち？

「望診法」で体質チェック

今すぐチェック
顔を見れば隠れた「食べグセ」がわかる！

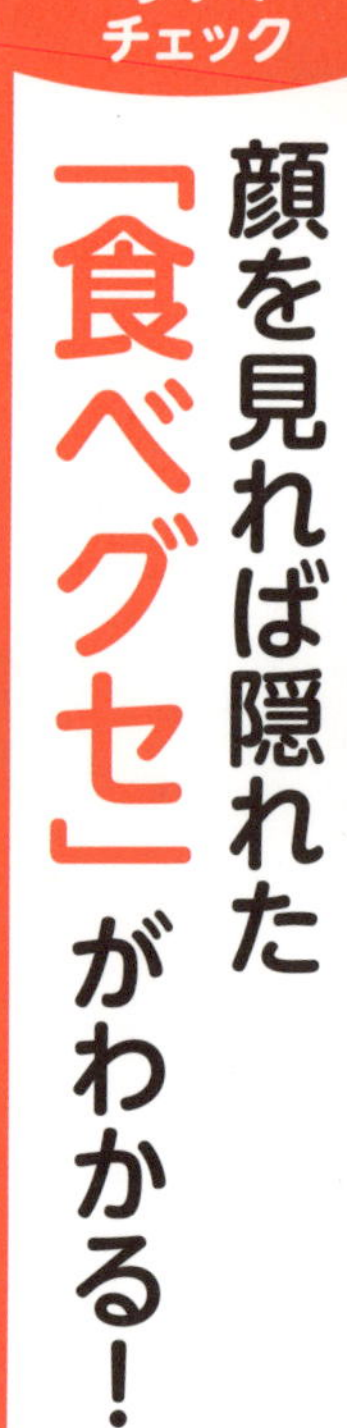

顔にはこんなふうに「食べグセ」が現われます

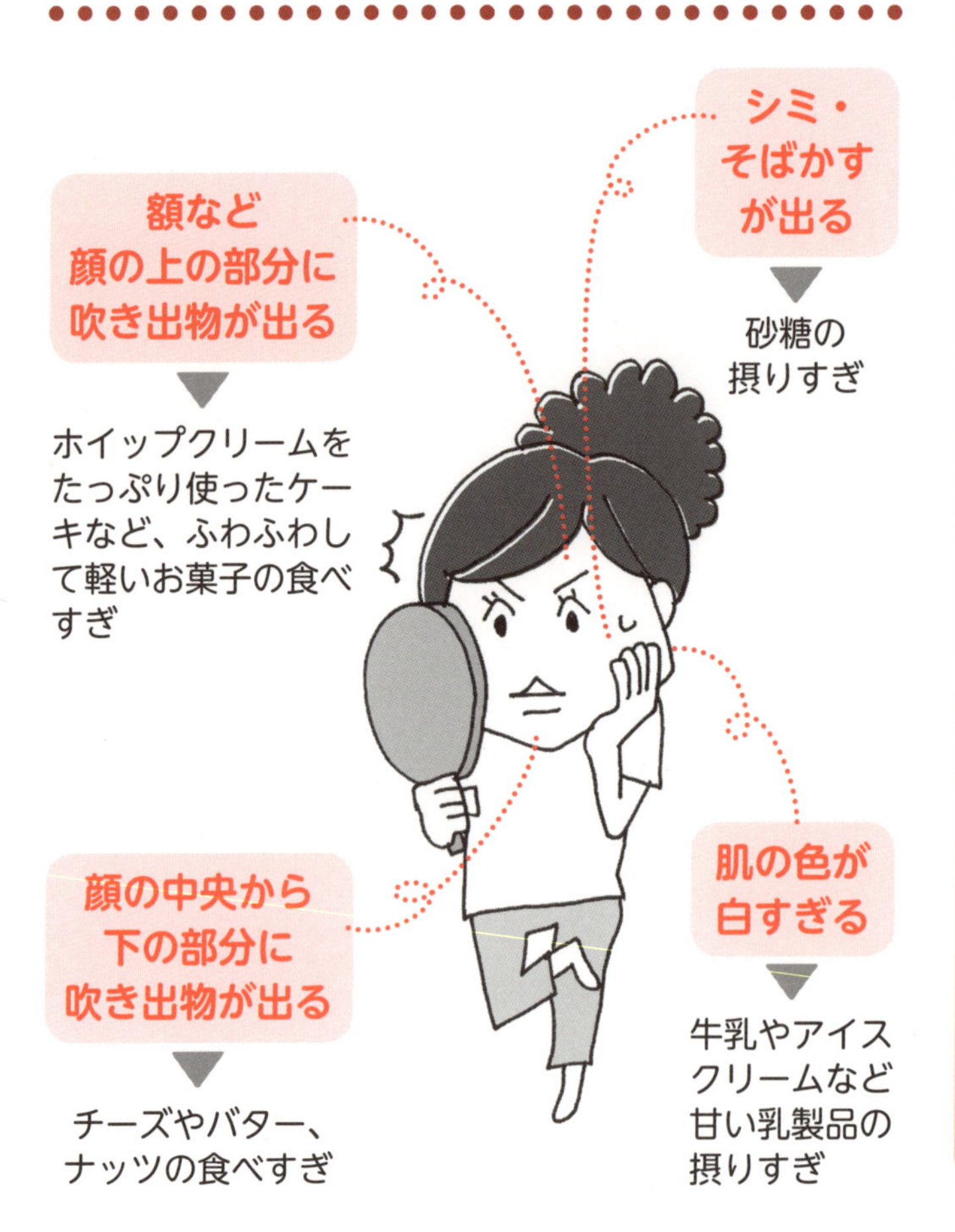

あなたの体のすべての細胞は、あなたが毎日食べているものによってつくられています。偏った食事や、刺激の強いものを食べたり飲んだりという無茶を続けていると、細胞の集まりである内臓から出血したり、その影響で顔に吹き出物やシミ、ホクロなどができたりすることがあります。

だから目、鼻、舌、唇、耳、髪、爪などを見れば、体の好不調が一目でわかり、また、何を食べすぎて、何が足りないのかという「食べグセ」を、ある程度判断することができます。これ

自然界のすべてのものは《陰》と《陽》に分けられます

《陽性》の持つ性質と《陰性》の持つ性質

陽	陰
動物	植物
穀物	野菜
夏	冬
男性	女性
交感神経	副交感神経
暑い	寒い
塩辛い	甘い
苦い	酸っぱい、辛い

食べ物にも《陰性》のものと《陽性》のものがあります。62ページを参照

を「望診法（ぼうしんほう）」といいます。

「望診法」の理論は、中国に古くから伝わる「陰陽五行」（陰陽思想と五行思想の二つが結びついたもの）が基になっています。

陰陽思想の教えによると、自然界のすべてが《陰》と《陽》に分けられます。食べ物や体質もこの《陰》と《陽》に分けられますが、どちらがいいということではなく、偏りのないバランスのとれた状態が理想です。

この陰陽の観点から、食生活の偏りをチェックし、健康的な体に戻すのが、この本の狙いです。

今すぐチェック

顔を見れば あなたの「体調」がわかる！

顔にはこんなふうに「体調」が現れます

唇の色が暗く紫がかっている
▼
血液がドロドロになり、胃や肺、大腸の働きが衰えている

目の下がふくらんでいる
▼
腎臓や膀胱などの排泄機能が低下している

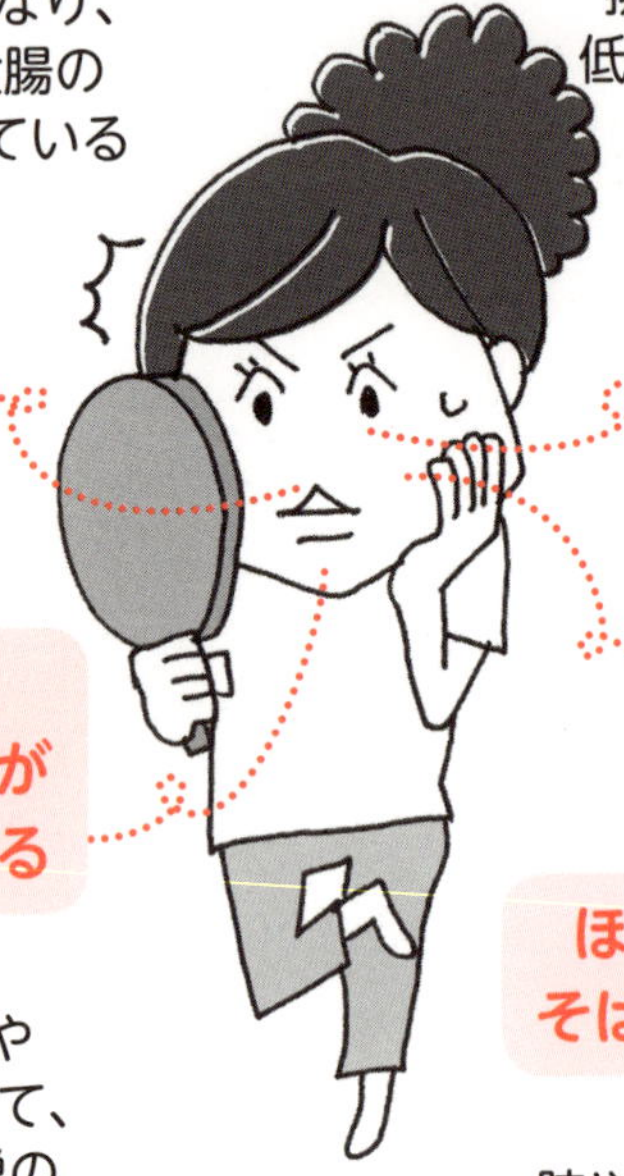

あごに吹き出物ができている
▼
甘いものや油脂が多くて、子宮・卵巣の働きが衰えている

ほほにシミ・そばかすが出る
▼
肺や大腸の働きが弱っている

望診法でわかるのは、食べグセだけではありません。体のどこに問題が起きているのかまで、顔や体つきからわかるのです。

望診法の基となる陰陽五行では1年を5つに分け、春（木）・夏（火）・晩夏（土）・秋（金）・冬（水）とし、それぞれの季節があらわす自然に人間の臓器や感情、色、味、動きなどをあてはめています。

これを使って表に現れるサインを読み解いていくと、吹き出物やシミなども、重要な意味を持っていることがわかります。

望診法のベースは中国の陰陽五行

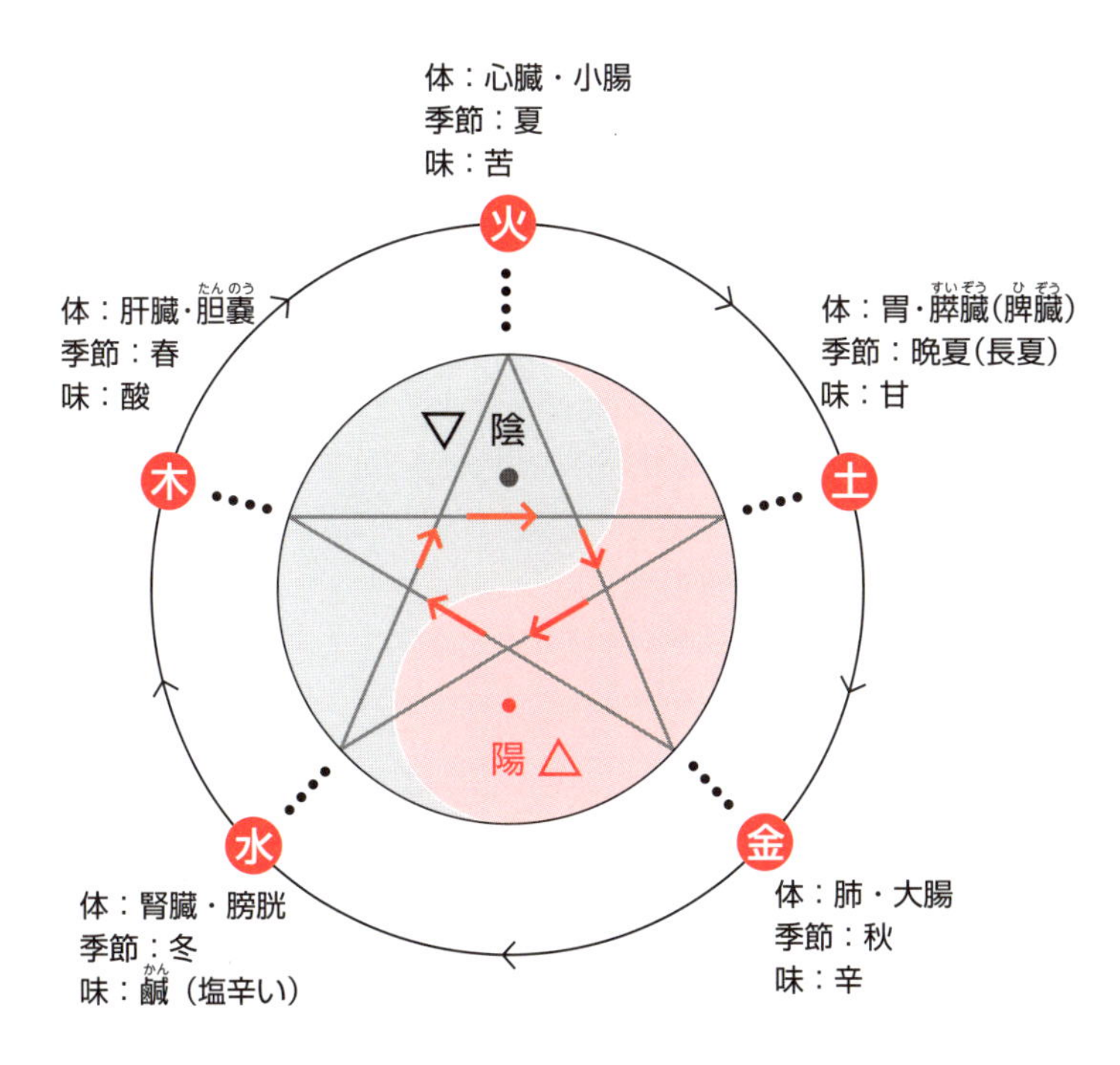

「冬は腎臓や膀胱が弱まるので、温め作用のある塩気の多い食べ物を食べるとよい」…etc.
この陰陽五行を使うと、体に現れる症状と内臓の関係や、どんな味を補えばよいかなどが、ひと目でわかります。

たとえば、茶色いシミがたくさんできたら、実は砂糖の摂りすぎで、体が《陰性》に傾いている証拠。体も水太りになってしまっている人が多いのです。

肌が白すぎる人は牛乳やアイスクリームなど甘い乳製品の摂りすぎで《陰性》エネルギーが過剰になっています。だからなかなか痩せられないのです。肺や大腸が弱っている恐れも。

このように顔などに出るさまざまなサインによってどんな食品を控えて何を補えば良いかというダイエットプランが立てられます。

診断A

陰性・陽性が顔や体つきでわかる！

陰性の人ってどんなタイプ？

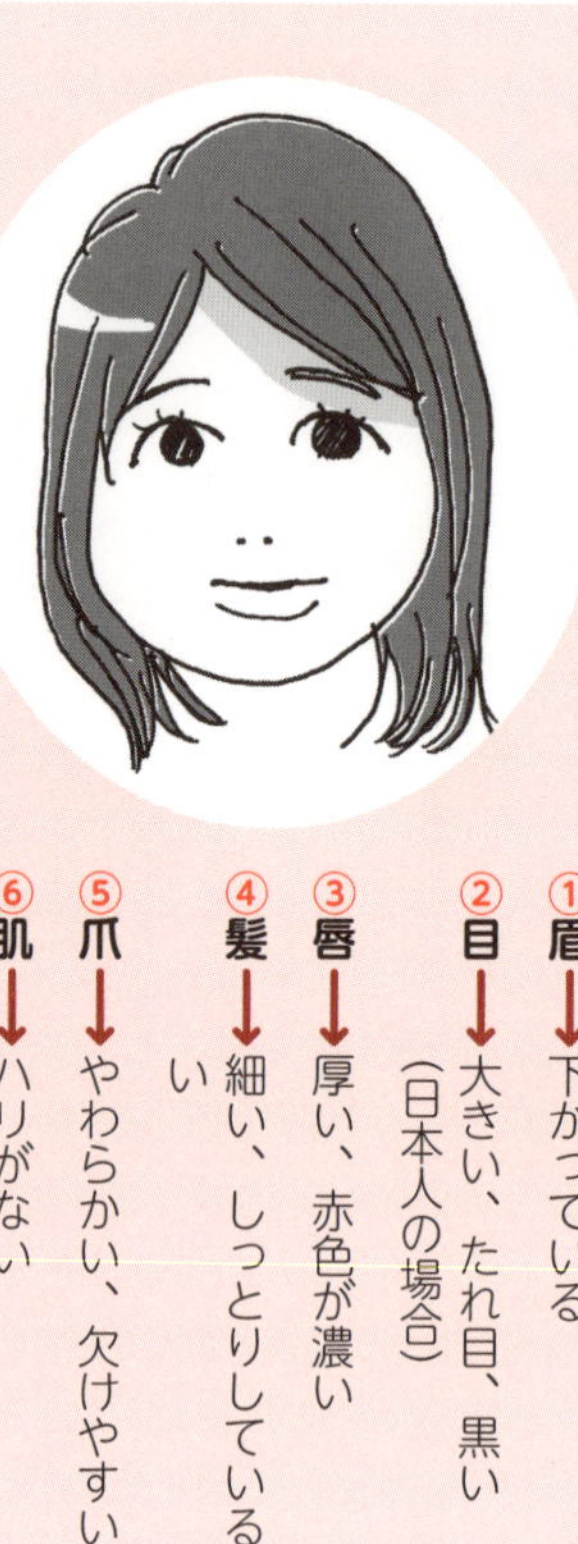

①眉→下がっている

②目→大きい、たれ目、黒い（日本人の場合）

③唇→厚い、赤色が濃い

④髪→細い、しっとりしている、長い

⑤爪→やわらかい、欠けやすい

⑥肌→ハリがない

⑦手→冷たい、湿っている

⑧足→小さい、冷たい、湿っている

⑨行動→遅い、グズグズしている、疲れやすい

⑩体型→さわるとやわらかくてぷよぷよしている、水太り、洋梨型（下半身が太っている）

35ページでお話ししたとおり、人の体質も、《陰性》と《陽性》に分かれます。

あなたが陰陽どちらの体質なのか、おおまかに判断していただくために、陰陽のチェックポイント10項目をリストにしました。

このチェックリストではあなたの外見の特徴から体質を判断します。鏡（できれば全身が映るもの）を用意して、自分をよく観察してください。まわりの人と比べてみても。当てはまる項目の数が多いほうが、あなたの体質となります。

これをチェックするだけ

陽性の人ってどんなタイプ？

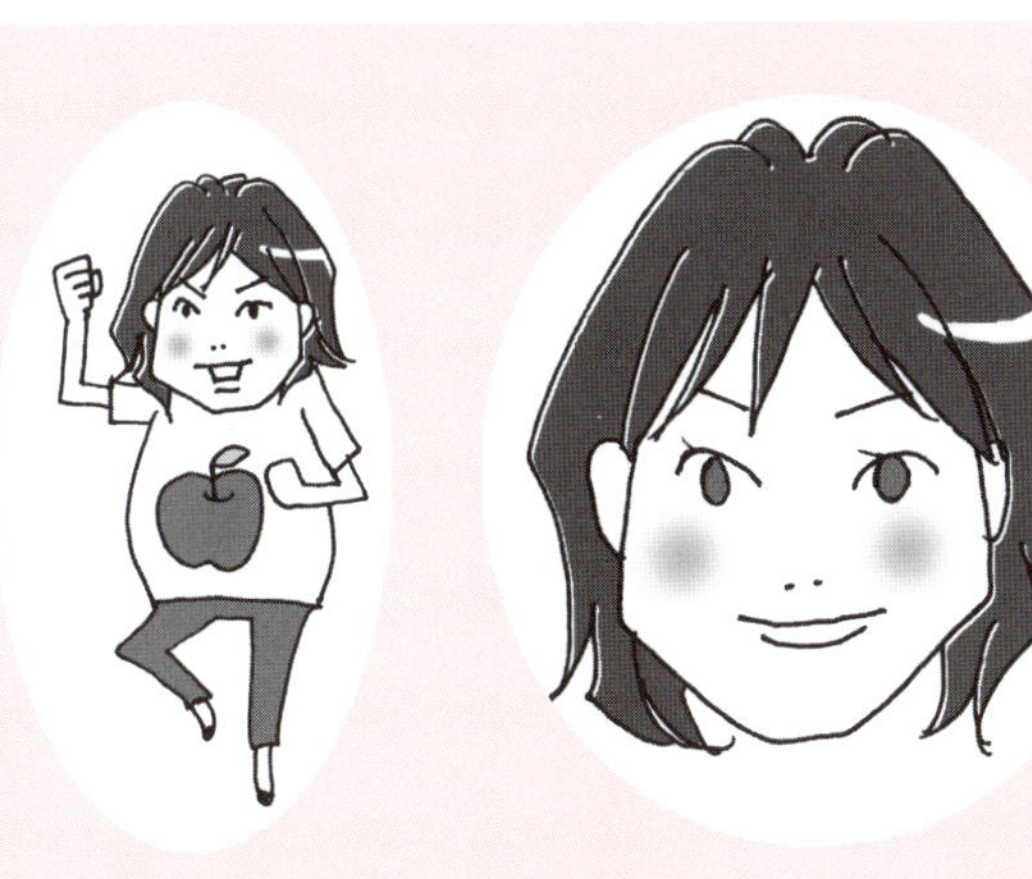

①眉→上がっている
②目→小さい、つり目、茶色っぽい（日本人の場合）
③唇→薄い、赤色が薄い
④髪→太い、乾燥しやすい、切れ毛が多い
⑤爪→硬い
⑥肌→ハリがある
⑦手→温かい、乾いている
⑧足→大きい、温かい、乾いている
⑨行動→速い、せっかち、疲れにくい
⑩体型→固太り、筋肉質、リンゴ型（お腹まわりを中心に太っている）

でも「お腹がぷよぷよしているから、私は陰性だ！」「わたしは筋肉質だから陽性かも」など、自分の体質が見えてくると思います。

これまで多くの方々を見てきた経験でいうと、外見以外の特徴としては、しばらく塩気を摂らない生活をしたときに、塩気がなくてつらいと感じる人は《陰性》、2、3日くらい平気な人は《陽性》です。

また、寒さに強い人は《陽性》、苦手な人は《陰性》です。さて、あなたの体質はどちらでしょうか？

診断B

陰性・陽性が手を触ってわかる！

さらに細かく分類！4つの陰陽タイプとは？

陰陰タイプ
明らかに陰の性質が強い人

陰陽タイプ
陰の性質が強いが、陽の要素も含んでいる人

陽陰タイプ
どちらかというと陽が強いが、陰の性質も持っている人

陽陽タイプ
明らかに陽の性質が強い人

もうひとつのチェックは、手を握って診断します。前ページでは、おおまかに《陰》と《陽》に分けましたが、陰陽の境目はグラデーションになっていて、ここから左が《陰》で、右が《陽》とはっきり区分けできないこともあります。人はみな陰陽の間を揺れ動いていていて、どちらかというと《陰》が強い、または《陽》が強いということなのです。

この診断では、きめ細かく体質や痩せる方法を診断するために、《陰性》《陽性》からさらに4タイプに分類していきます。

手を握ってわかる陰陽チェック

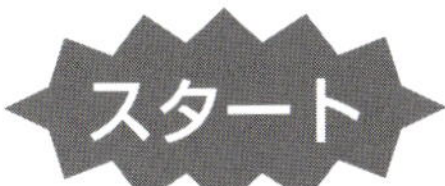

※誰かの手を握らせてもらって自分の手と比べると、自分の手の特徴（温かさ、湿り度など）がよりつかみやすくなります。

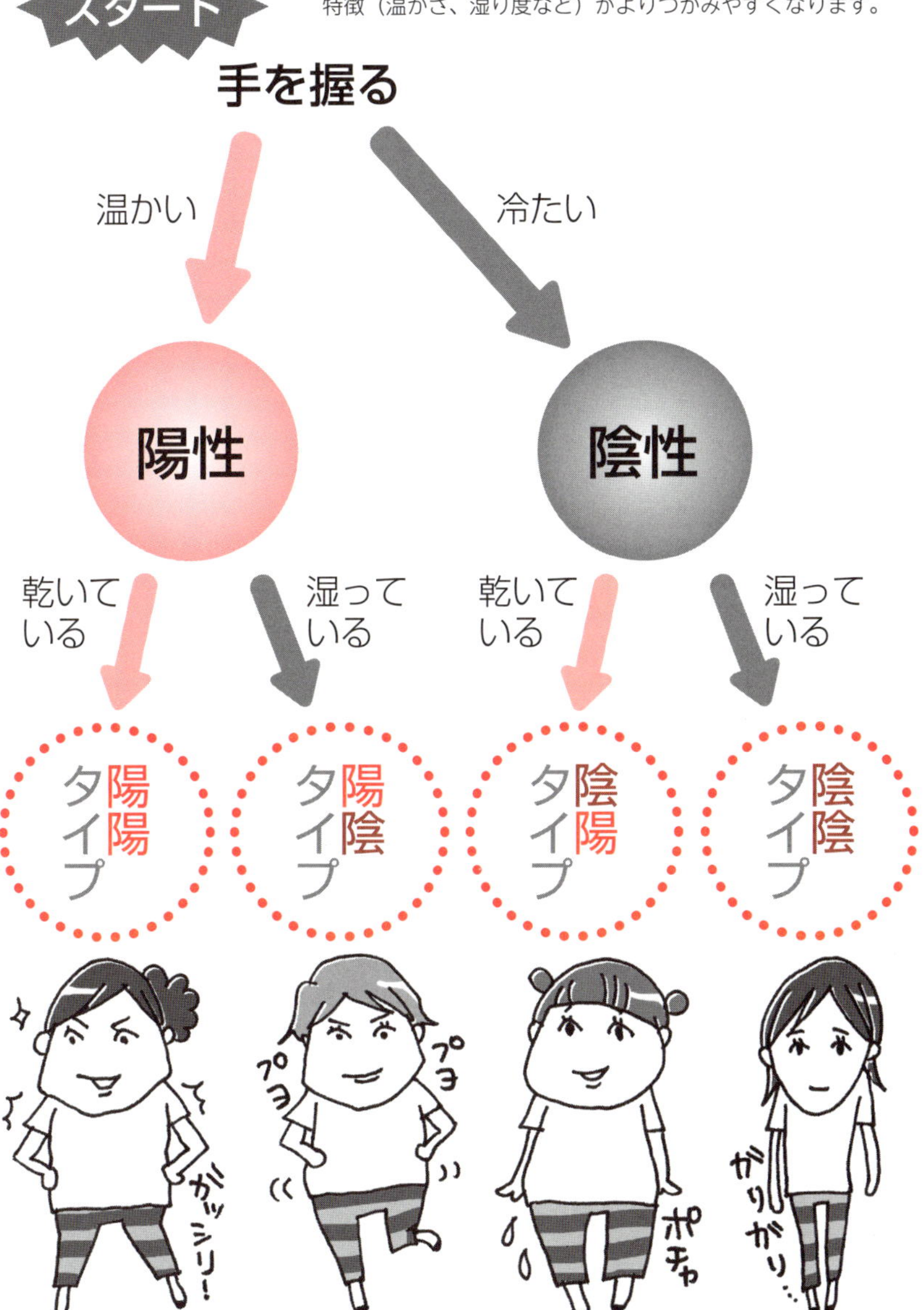

体質チェック！

陽陽タイプの人

欧米人によく見られるタイプです。日本人の場合、子どもの頃からおもちをよく食べていたとか、沿岸部の育ちでよくお魚を食べたという人に多いようです。

リンゴ型でムチッとした固太り

固太り

上半身、二の腕、バスト、太ももなどが張っている

筋肉質

リンゴ型の体型

お腹まわりを中心に太っている

ムチッとした太り方

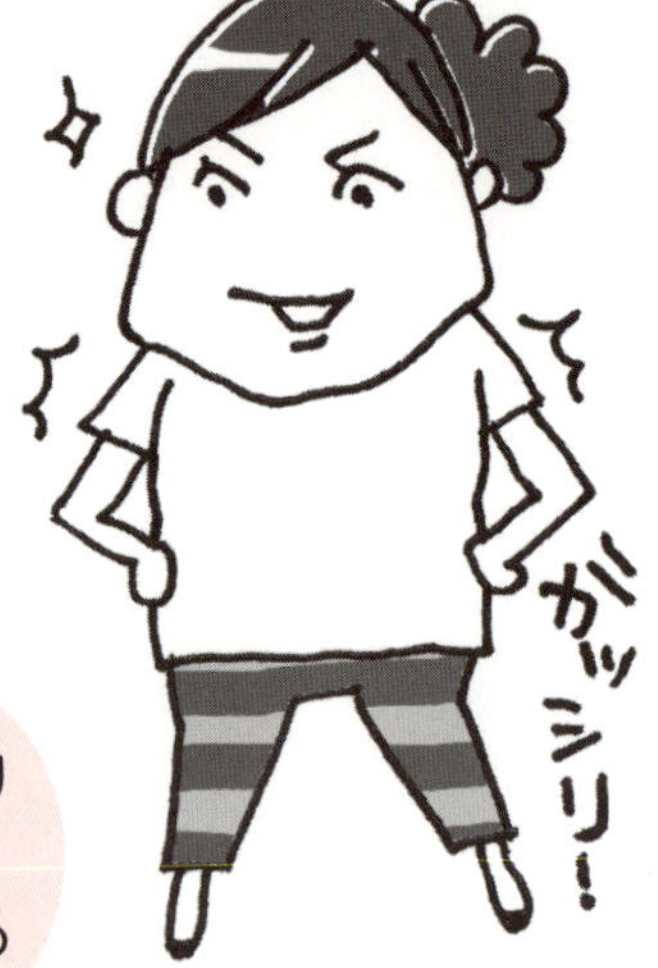

ズバリ！痩せやすいのは「先端」部分

手首、足首など先端部分から痩せていきます。なかなか痩せにくいのは、二の腕から下の腕の部分、もも、ふくらはぎなど。

痩せはじめるのは１～２か月後

体にたまった脂肪を溶かして分解しなければならないので、痩せるのに多少時間がかかります。効果が出てくる目安はだいたい１～２か月後。

陽陽タイプが肥満になる原因は「肉」

肉を食べすぎる

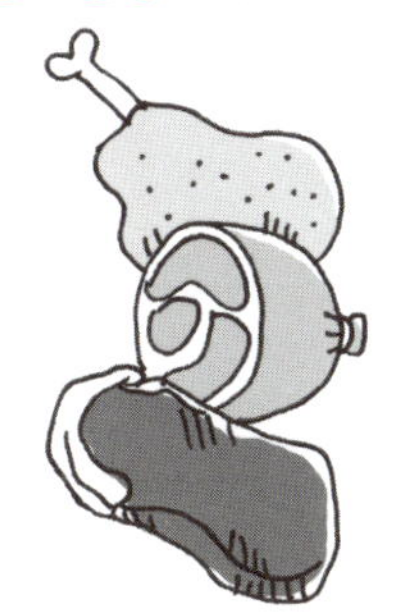

焼肉、ベーコンのような塩漬け・燻製肉、ビーフジャーキーなど肉を乾燥した加工食品の食べすぎです。《陽性》が強いので《陰性》の食べ物（砂糖、お酒、辛いものなど）が欲しくなります。

➔食べグセ改善！ 86 ページ

▼　▼

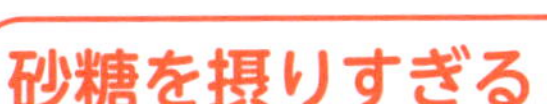

砂糖を摂りすぎる

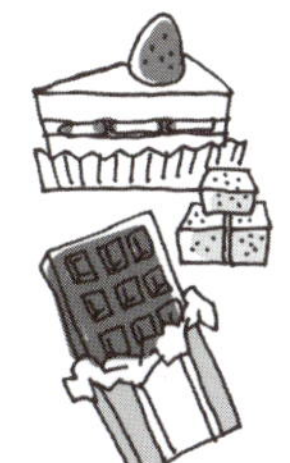

肉を食べすぎた反動で、つい砂糖を摂りすぎる人も多いです。

➔食べグセ改善！ 76 ページ

お酒を飲みすぎる

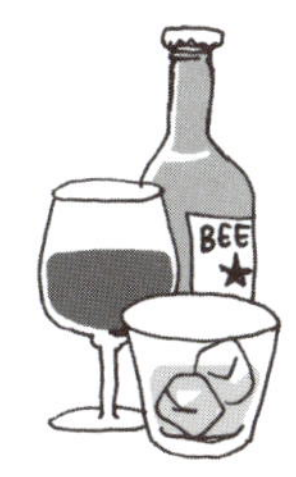

体が《陰性》に傾きます。そして《陽性》の食べ物（卵など）が欲しくなります。

➔食べグセ改善！ 106 ページ

▼

卵を食べすぎる

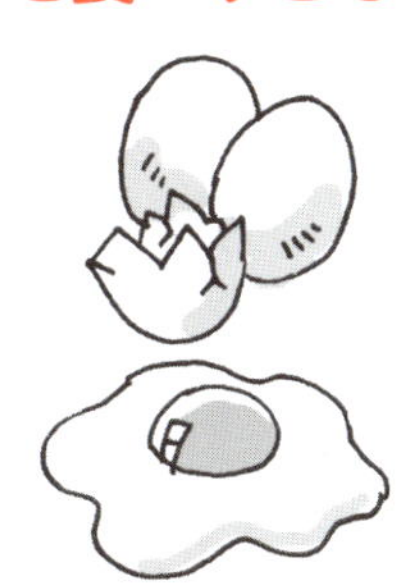

《陽性》の食べ物として、手近なところで卵焼きや卵サンドイッチなどに、つい手が出てしまうこともあるようです。

➔食べグセ改善！ 90 ページ

体質チェック！

陽陰タイプの人

最近の日本人に最も多いタイプ。基本的には陽陽体質と同じですごく元気なのですが、陰性の性質も持っているので、意外と疲れやすい面があります。

さわるとやわらかいむくみ太り

色白で
ふっくら
している

中肉中背

下腹が
出やすい

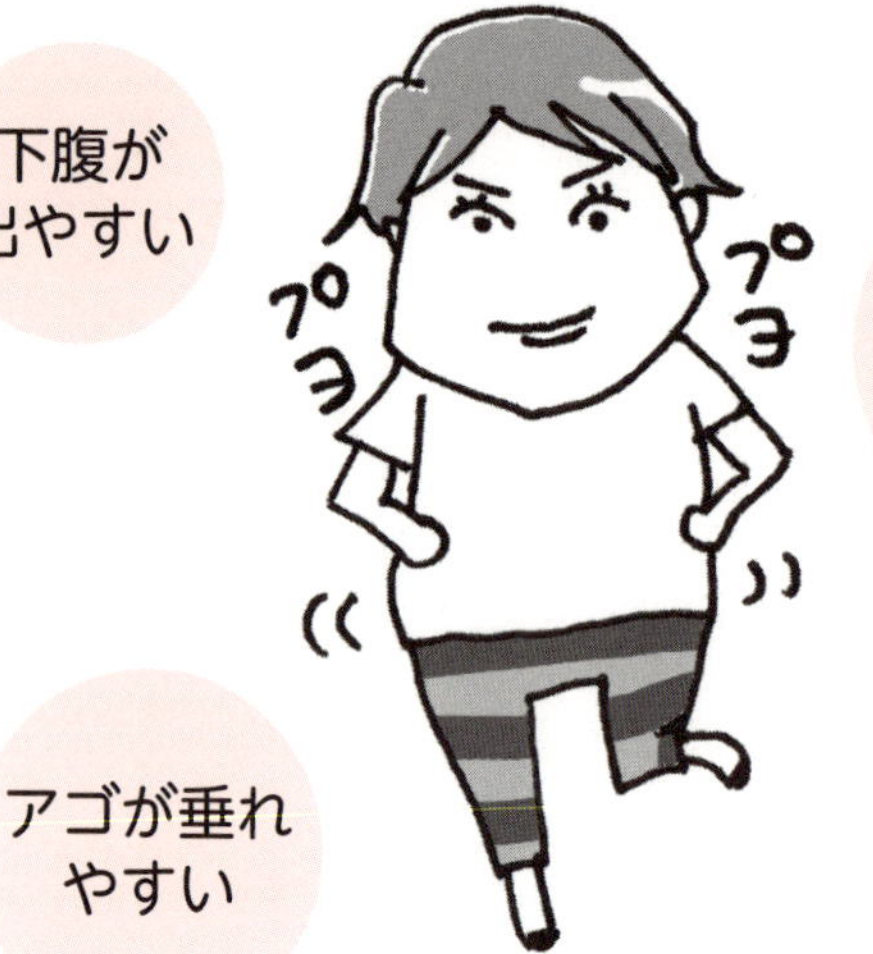

一見、
がっしりして
見える

アゴが垂れ
やすい

さわると
ぷよぷよ
やわらかい

ズバリ！痩せやすいのは「むくみ」部分

アゴ、腕、足首、お腹から痩せていきます。なかなか痩せにくいのは下腹、太もも、お尻など。

痩せはじめるのは１週間後くらいから

体内にたまっているのは、主に水分。滞った水分をうまく排出していくと、早い人は１週間、たいていは１か月もかからずに効果が出てきます。

陽陰タイプは「肉」と「砂糖」で肥満に

肉を食べすぎる

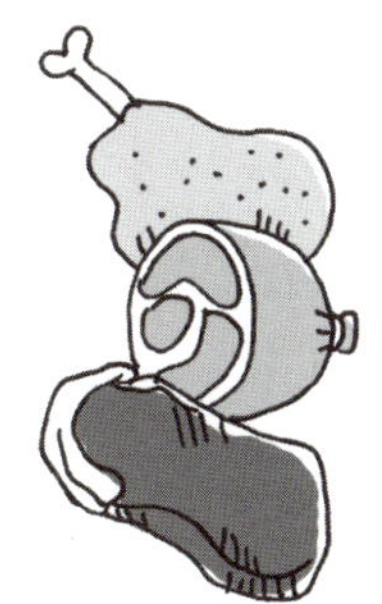

陽陽タイプと同様、肉が大好きなのがこのタイプ。焼き肉や、肉を使った炒め物、からあげやとんかつなどの揚げ物をよく食べ、肉や脂を摂りすぎていることが多いです。

➔食べグセ改善！ 86 ページ

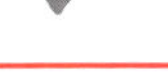

砂糖を摂りすぎる

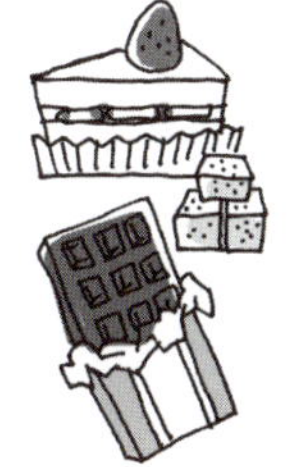

肉だけでなく、さらに甘いものも好きで、おやつもしっかり食べる傾向あり。

➔食べグセ改善！ 76 ページ

お酒を飲みすぎる

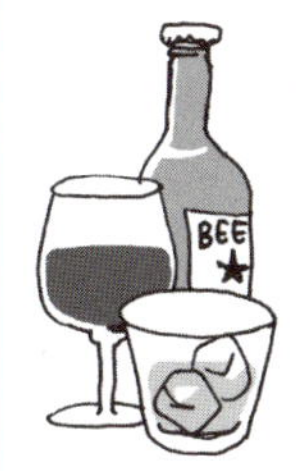

肉を食べると甘いものや水分が欲しくなり、お酒を飲み過ぎてしまいがちです。

➔食べグセ改善！ 106 ページ

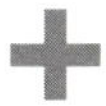

果物を食べすぎる

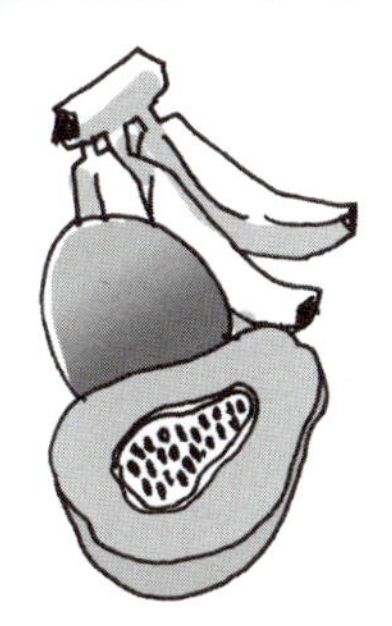

果物は、少量ならば余計な塩分を排出する効果があるのですが、たくさん食べるとからだがゆるみすぎて、むくみを引き起こします。

➔食べグセ改善！ 82 ページ

体質
チェック！

陰陽タイプの人

色白でふっくら、優しそうな顔をしています。体つきはぷよぷよしていて、全身に張りや弾力性がありません。性格的にはストレスに弱い一面も。

洋梨形でぷよぷよした下半身太り

体温が低い

色が白い

優しそうな
顔つき

肉質は
ぷよぷよと
している

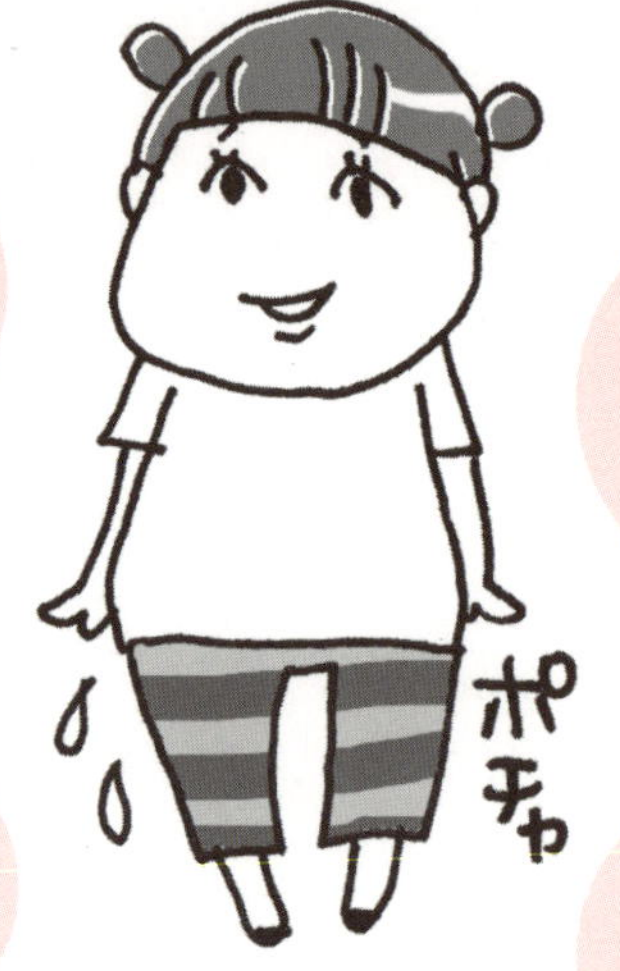

ストレス
に弱い

肌に
張りが
ない

ズバリ！
痩せやすいのは
「太りやすい」部分

肩や首のまわり、お腹、太もも、胸、顔など、いわゆる「太りやすい」部分から痩せていくのが、このタイプの特徴です。

痩せはじめるのは
1週間後くらいから

基本的にこのタイプは水太りの人が多いので、まずは水分を抜いてから、脂肪を落とすアプローチをしていくと、健康的に痩せやすいです。

陰陽タイプが肥満になる原因は「乳製品」

乳製品を摂りすぎる

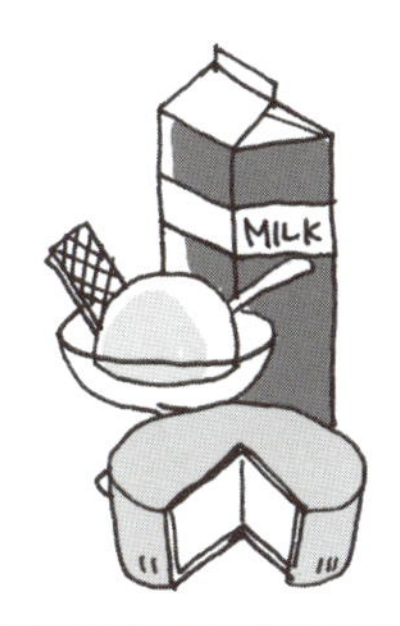

このタイプはアイスクリームなど《陰性》の乳製品で体が冷えているので、温かいものを食べたくなることが多くなります。だから、ついついチーズなど《陽性》の乳製品まで食べすぎてしまいます。

➔食べグセ改善！ 98 ページ

砂糖を摂りすぎる

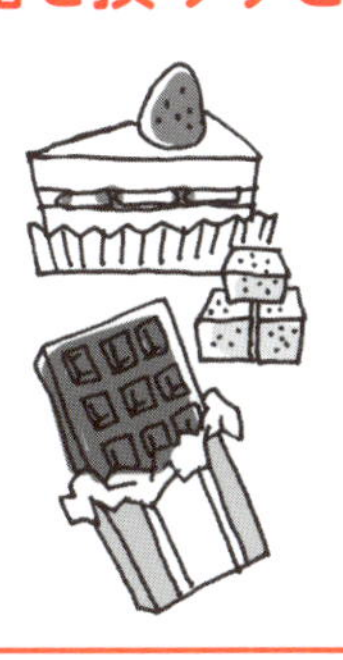

乳製品を摂ると砂糖も欲しくなり、牛乳に砂糖を入れて飲むなど、2つを同時に摂ることも。 砂糖を摂ると体内に水分がたまって冷えるうえ、乳製品を摂ると色白でふっくらした体型になります。

➔食べグセ改善！ 76 ページ

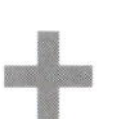

穀類が不足している

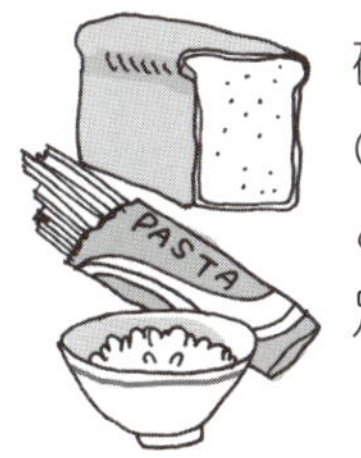

砂糖の摂りすぎの一方で、食事、とくに穀類が不足しがちです。

➔食べグセ改善！ 70 ページ

野菜が不足している

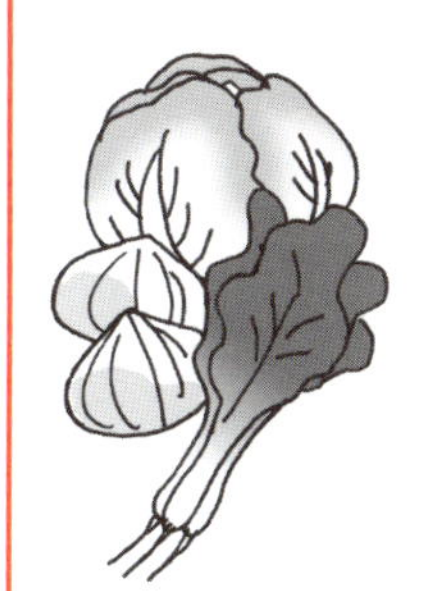

食事が足りないため、おのずと野菜も不足してしまいます。

体質
チェック！

陰陰タイプの人

疲れやすく、がんばろうと思ってもスタミナがなくて息切れしてしまうのがこのタイプ。体が冷えているために、動こうと思ってもなかなか動けないようです。

太りたくても太れない痩せ型

貧弱な
体つき

顔が
ほっそり

貧血ぎみ

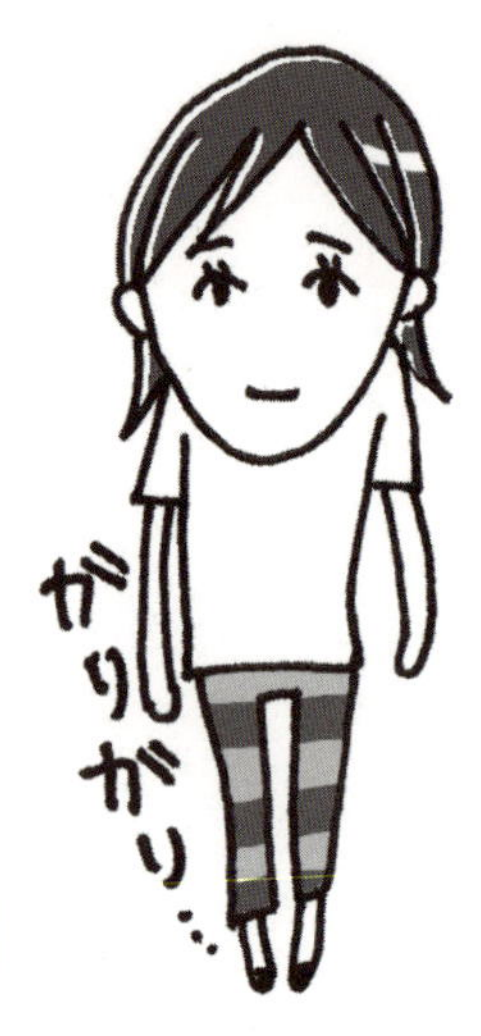

上半身が
ガリガリ

スタミナが
ない

下半身は
太っている
ことも

**ズバリ！
ダイエットより
食生活の改善を**

体の一部だけ太ってしまう人は、内臓の働きが悪くなっている可能性が。まずはしっかりごはんを食べて体を整えましょう。

**ちょっとの
ダイエットで
痩せすぎてしまう**

下半身などの部分的な肥満が気になってダイエットすると、体全体がガサッと痩せてしまい、貧弱な体つきになり、体力も落ちてしまいます。

陰陰タイプは「ごはん」不足で隠れ肥満に

ごはんを食べていない

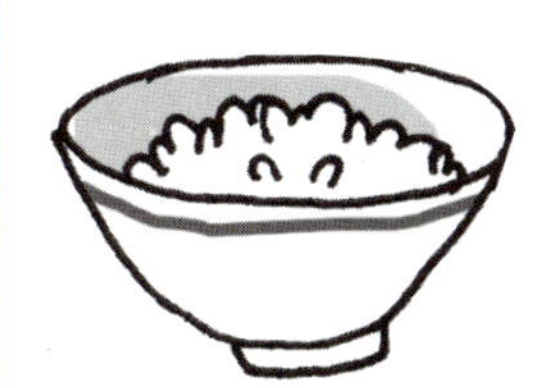

体の一部だけ太ってしまうのは、本来食べるべき主食のごはんをきちんと食べていないから。だから内臓の働きにパワーがなく、代謝も悪化して、部分的に肥満になってしまいます。

➔食べグセ改善！ 74 ページ

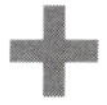

野菜も食べていない

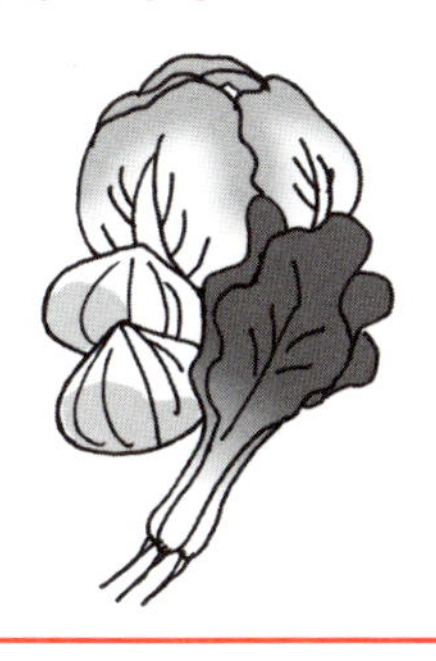

主食となるごはんをきちんと食べていないと、おかずとして食べる野菜も不足しがちになり、ますます体の機能が低下します。

▼ ▼

果物や砂糖を摂りすぎる

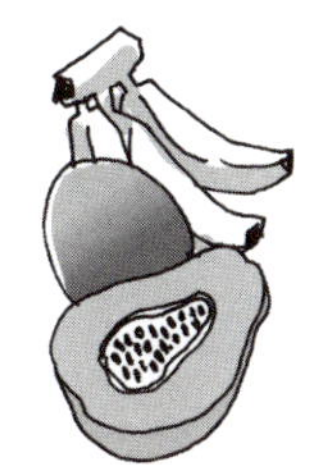

食事のかわりにおやつで空腹を満たす人が多く、その結果、糖分の摂りすぎに。

➔食べグセ改善！ 76、82 ページ

脂を摂りすぎる

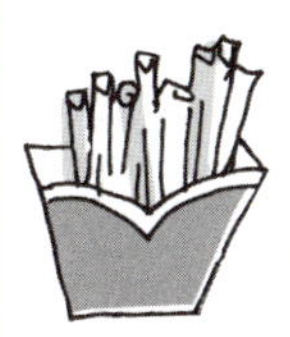

体が《陰性》に傾きすぎている反動で、お菓子や揚げ物などの脂を摂取してしまうことも。

➔食べグセ改善！ 86 ページ

診断C
気になるアノ部分で食べグセがわかる！

1 脚で「摂りすぎ」をチェック！

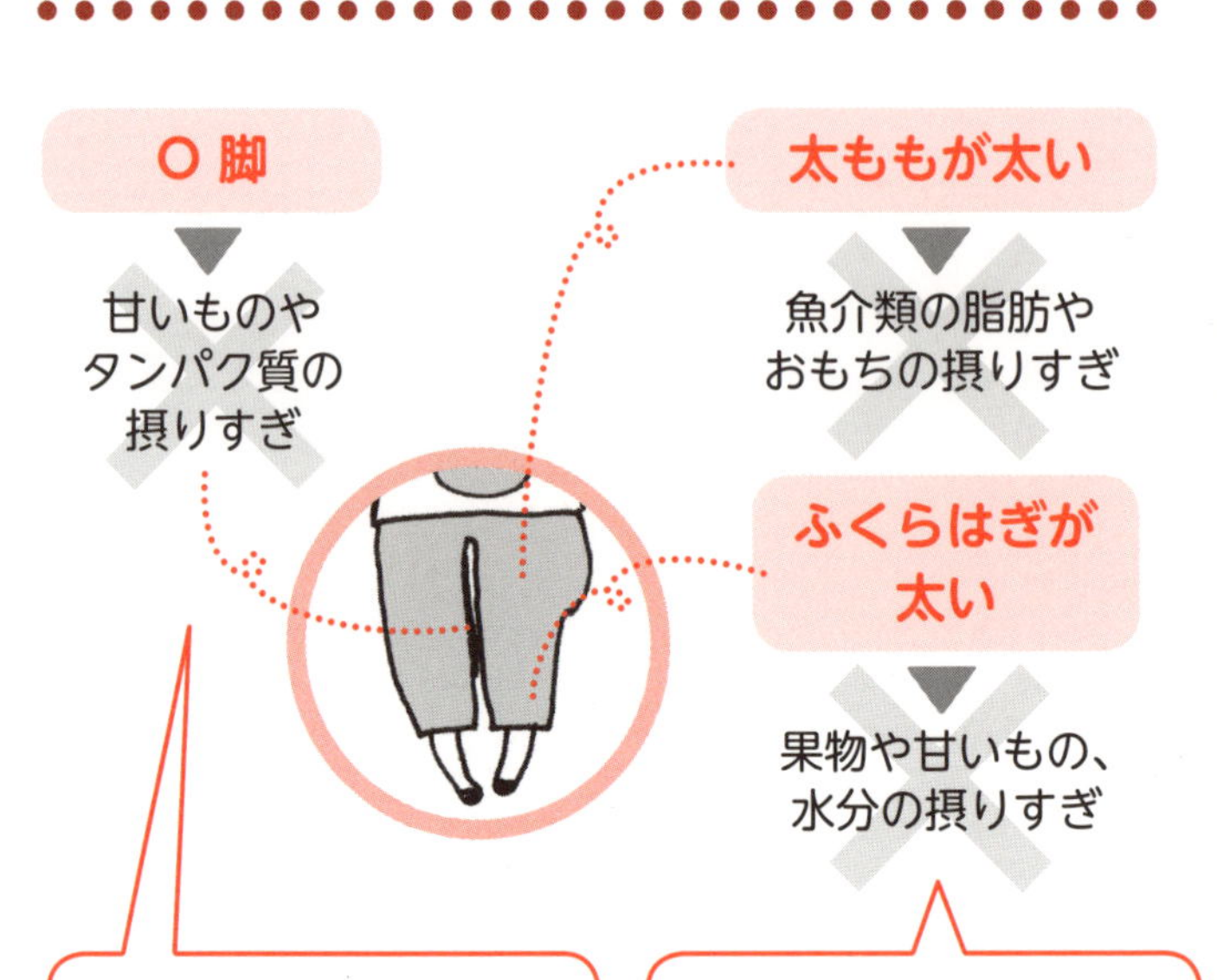

O脚を改善するためにおすすめの食べ物

梅干し、昆布、焼のり、れんこん、アサリ、ニシン

ほっそり脚になるためにおすすめの食べ物

梅干し、キウイ、あんず、くるみ、ワカメ、昆布、寒天、らっきょう（甘くないもの）

同じ陰性あるいは陽性の体質であっても、人によって細かい食べグセは違います。そのため、体調、体つきも少しずつ異なってきます。今度は体の各部分の見た目に注目して、食べグセをチェックしましょう。

◎脚

ふくらはぎが太いのは、腎臓や脾臓、膵臓が弱っているからです。原因は、果物や甘いもの、お茶など水分の摂取量が多いこと。

太ももが太い人は、魚介類などの脂肪やおもちの食べすぎが原因です。

また、O脚は脚が問題と

2 おなか&ウエストで「摂りすぎ」をチェック！

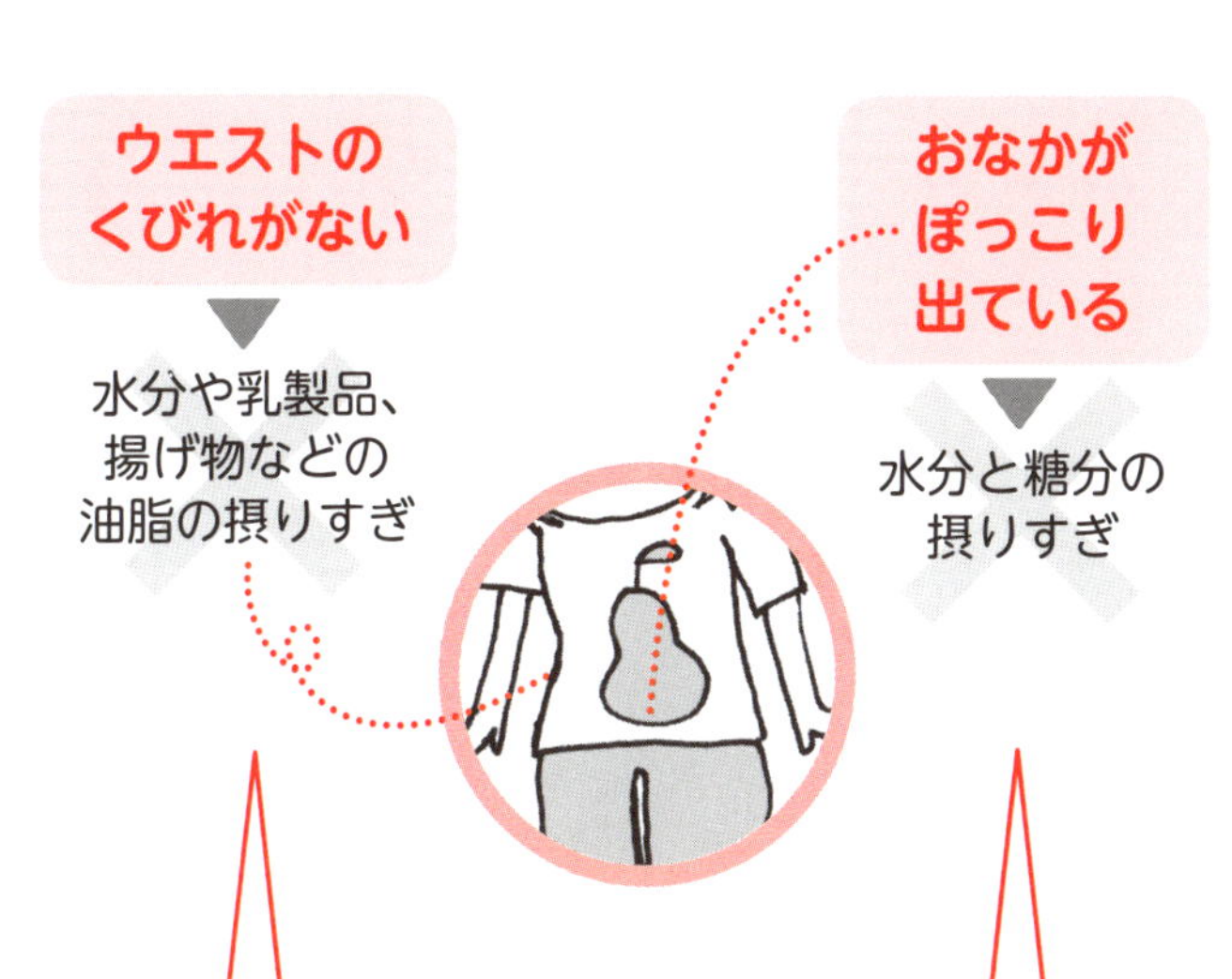

くびれ美人になるためにおすすめの食べ物

ワカメ、昆布、ひじき、小豆、大根、山芋、キャベツ、ゴマ、リンゴ、納豆、オクラ

すっきり下腹になるためにおすすめの食べ物

のり、ワカメ、昆布、ひじき、小豆、きゅうりなどウリ科の野菜、麦、切り干し大根

いうよりもむしろ、骨盤に問題があります。果物や甘いものを摂りすぎると体がゆるんで骨盤が開き、O脚になってしまうのです。

◎おなか&ウエスト

気になるぽっこりおなかは、水分と糖分の摂りすぎで細胞の組織がゆるんでいることが原因です。

ウエストのくびれがないという人は、単に太りすぎというだけでなく、肝臓、胆嚢（たんのう）、膵臓、腎臓が弱っている可能性もあります。水分や乳製品、揚げ物など油脂の摂りすぎが原因と考えられます。

3 胸の大きさで「摂りすぎ」をチェック！

胸が大きすぎる

▼

肉、牛乳などの乳製品、卵、豆類、パン、おもちの摂りすぎ

胸が小さすぎる

▼

白米・パン・ビスケット・クッキーなどの炭水化物や、塩分が多い食事の摂りすぎ

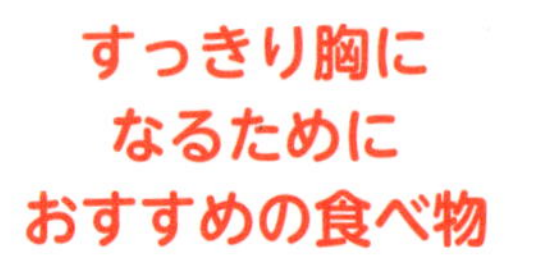

すっきり胸になるためにおすすめの食べ物

セロリ、大根、玉ねぎ、長ねぎ、梅肉エキス、キノコ類、にんにく、ニラ、トウガラシ

ふっくら胸になるためにおすすめの食べ物

豆類、おもち、海藻類（のり・ワカメ・昆布・ひじきなど）、温野菜

◎胸の大きさ

胸の大きさは生まれつき、と思われがちですが、食べ物も大いに関係しています。

胸が小さくて悩んでいる人は、白米・パン・クッキーなどの炭水化物や、塩分が多い食事が原因かもしれません。一方で、豆類・おもちなど、良質のタンパク質が不足しています。

逆に胸が大きすぎて気になる人は肉、牛乳などの乳製品、卵など高タンパク食の摂りすぎを見直しましょう。これらを食べ続けると、肝臓の働きが低下したり、卵巣、子宮、乳房などが婦

④ 胸の形で「摂りすぎ」をチェック！

バストが外を向いている

乳製品、砂糖、小麦製品、チョコレートやケーキなどの甘いもの、油脂と水分の摂りすぎ

胸が垂れている

アイスクリームや牛乳などの乳製品、チョコレートなどの甘いもの、砂糖、小麦製品の摂りすぎ

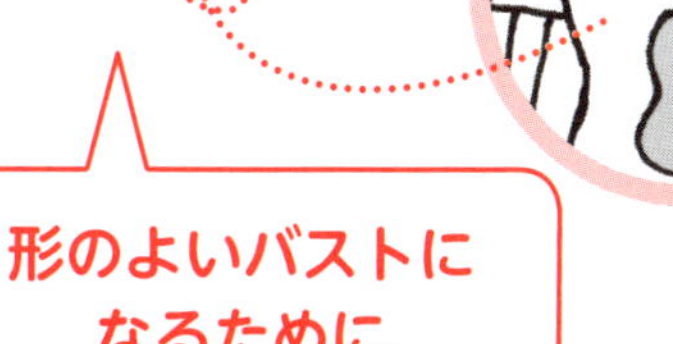

形のよいバストになるためにおすすめの食べ物

セロリ、玉ねぎ、長ねぎ、しょうが、根菜類（大根・にんじん・ゴボウなど）、梅干し、キノコ類、焼きおにぎり

バストアップのためにおすすめの食べ物

セロリ、玉ねぎ、長ねぎ、大根、梅干し、キノコ類、海藻類、切り干し大根などの乾物、みそ焼きおにぎりやウナギの肝など苦い食べ物

人科系の病気になることも。

◎胸の形

また、胸の大きさだけでなく、形にも食べグセが表れます。胸が垂れている人は、乳製品や甘いもの、小麦製品を摂りすぎてきた可能性があります。胸の先が外側を向いている人も、乳製品や甘いもの、小麦製品、油脂や水分の摂りすぎです。

このように胸の形が崩れている場合、乳房だけでなく鼻や耳、甲状腺、肺、子宮、卵巣などに、食べすぎた脂がたまっており、病気を引き起こす恐れも。胸がサインを発しているのです。

5

背中で「摂りすぎ」をチェック！

背中がたるんでいる

▼

右記（背中にぜい肉）に加えて、油脂の多いものと砂糖、果物、お酒などの摂りすぎ

背中にぜい肉がついている

▼

牛乳・チーズなどの乳製品、卵、肉、マグロやカツオなどの赤身の魚、油を多用した料理の摂りすぎ

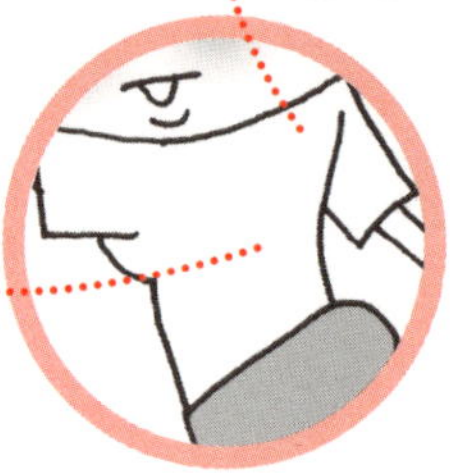

背中のたるみ解消におすすめの食べ物

キノコ類、玉ねぎ、にんにく、小豆、トウガン、切り干し大根、リンゴ

すっきり背中になるためにおすすめの食べ物

キノコ類、大根、玉ねぎ、長ねぎ、じゃがいも、柑橘類、トマト、ナス、ピーマン

◎背中

いつの間にかついている背中のぜい肉。通常のダイエットでは落ちにくい部分でもあります。

この背中のお肉の原因は、牛乳・チーズなどの乳製品、卵、肉、赤身の魚、油を多用した料理の摂りすぎです。

また、背中にボリュームが出てくるだけでなく、たるみも目立ってきたら要注意です。背中はお尻とつながっているので、背中がたるんでいるとお尻もたるんでいきます。

◎お尻

お尻の大きさや形もまた、

お尻で「摂りすぎ」をチェック！

ヒップが垂れている人

乳製品、果物、ジュース・お茶・お酒の摂りすぎ

ヒップが大きい

炭水化物、乳製品などの油脂、甘いものの摂りすぎ

ヒップアップのためにおすすめの食べ物

小豆、玉ねぎ、長ねぎ、キノコ類、梅干し、キウイ、あんず、くるみ、ワカメ、昆布、寒天、らっきょう（甘くないもの）

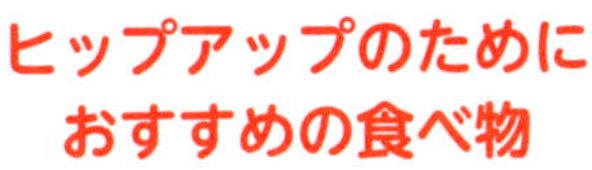

小尻になるためにおすすめの食べ物

小豆、のり、茎ワカメ、もずく、昆布、梅干し、レモン、セロリ、ウド、ゴーヤ、里芋

食べグセが大きく関わっています。ヒップが大きい人は、炭水化物、乳製品などの油脂、甘いものの摂りすぎが原因。腎臓、子宮、卵巣などにも食べすぎてきた脂がたまりやすい状態です。

ヒップが垂れている人は、腎臓、肝臓、脾臓（膵臓）の働きが十分でなくて、水分の排出がうまくいっていない場合が多いようです。

特に気をつけたいのが、乳製品の摂りすぎ。果物など陰性の食べ物や、ジュース・お茶・お酒などの水分、そして糖分の摂りすぎにも注意です。

診断D

最近よく食べるもので陰性・陽性がわかる！

「よく食べているもの」で体調は日々変化します

陰性の人が陽の食品を食べると…
陽性の体調に傾きます。

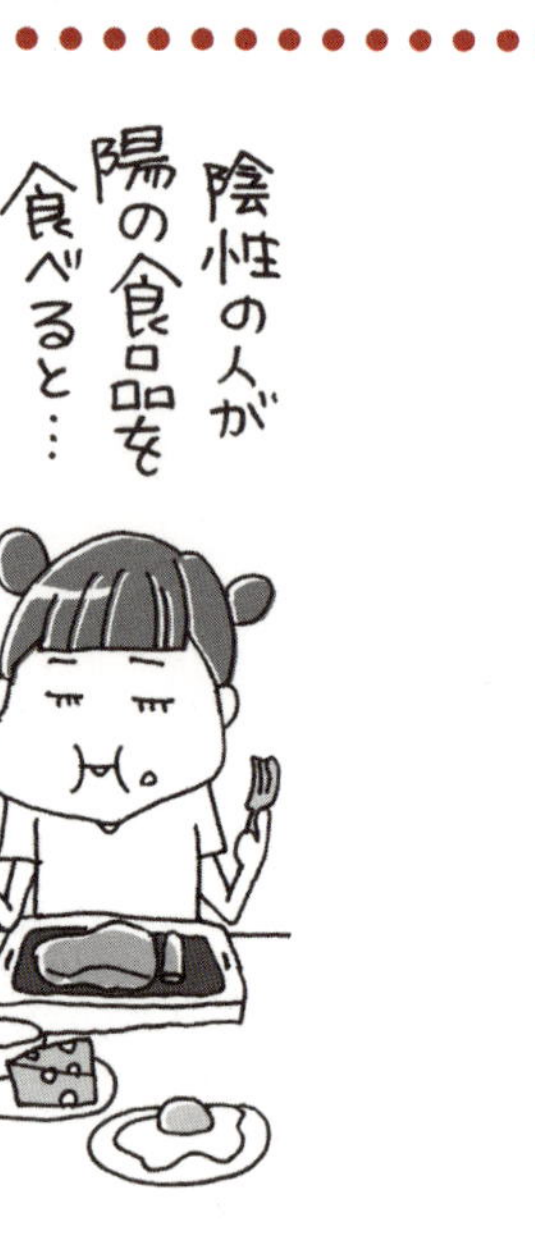

強い陽性の食べ物	↔	強い陰性の食べ物
肉、チーズ、卵、揚げ物など油を多用した料理など		アイスクリーム、牛乳、お菓子、ドリンク類、お酒など

《陰性》の人は甘いものなど陰性の食べ物を好み、《陽性》の人は肉や卵など陽性の食べ物を好みます。

ただ、この体質は不変ではなく、《陰性》の人が陽性のものをいっぱい食べれば陽性の体調になっていきますし、《陽性》の人も同様に陰性のものをたくさん摂れば陰性に傾きます。すると適切なダイエット方法もまた変わってきます。

自分の体が今、陰陽どちらに傾いているのかを知るために、最近、よく食べているものをあらためてチェックしておきましょう。

最近よく食べているもの チェックリスト

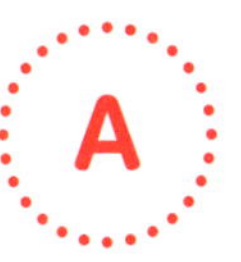

- □ とにかく肉が大好き！
- □ マヨネーズが大好きでなんでもかけてしまう
- □ ピーナッツ、マカデミアナッツなどナッツ類をよく食べる
- □ 魚介類は低カロリーでヘルシーなのでよく食べる
- □ １日１つは卵を食べる
- □ 塩辛い味付けのものが好きでよく食べる

- □ 夏だけでなく一年中、アイスクリームをよく食べる。
- □ 毎朝、あるいは毎食後欠かさずフルーツを食べている
- □ 毎日何かしら甘いお菓子を食べている
- □ 大豆製品は体にいいので豆乳、豆腐、納豆を積極的に食べている
- □ 米、パスタ、パンなど炭水化物をたくさん食べる！
- □ 水、お茶などいつも飲み物が手放せない

Aのチェックが多い人
→**陽性**に傾きがち

Bのチェックが多い人
→**陰性**に傾きがち

食も体も同じ！

ベストバランスは「中庸」です

陰と陽が極端な食生活のまま ダイエットをしても…

胸ばかりが痩せて、下半身は太ったままだったり、体型のバランスが崩れていく

食事の量を減らしたり、高カロリーの食べ物を控えているのに、たるみがとれない

バランスの整った体を目指すなら…
陰陽のバランスを整えるコト！
陰
陽

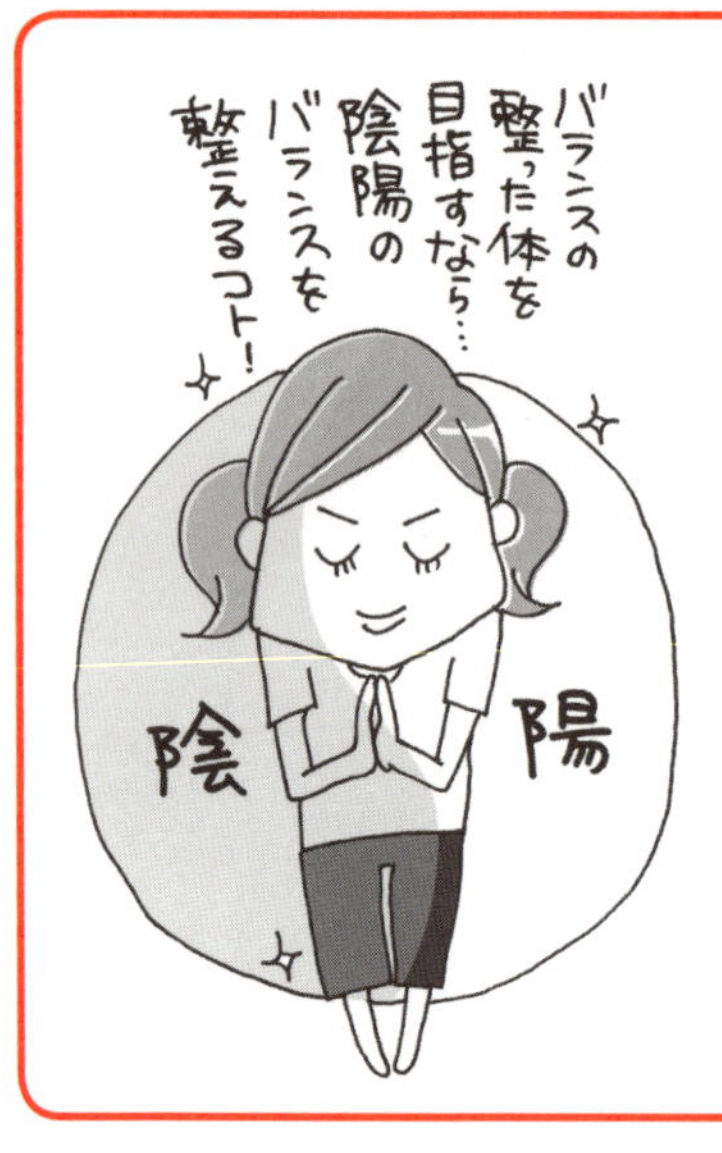

目指したいのは、全身がスリムで引き締まった、バランスのとれた体型！

《陰性》の体質を改善するには、強い《陽性》の食べ物を食べればよいのかというと、そう単純な話ではありません。極端な食生活を続けると、バランスが崩れて、かえって体の不調を招くこともあります。

陽性、陰性いずれのタイプであっても、陰とも陽ともつかない「中庸」の状態にあるときが、心身共に最もバランスがとれたベストの状態だとされています。

陰陽にも強弱があります。弱い陰性や陽性の食べ物を取り入れて、上手に調和をとることが大切なのです。

食生活の「バランス」を意識すれば、体はどんどん変わります！

お肉大好き、揚げ物など脂っこい食事を選びがちな《陽性》タイプの人

おやつ大好き、毎日ジュースやお酒もたくさん飲む《陰性》タイプの人

▼

揚げ物は週１回に。お肉を食べるときは大根やねぎなど辛味のある野菜もいっしょに

おやつは１日おきに。お酒の量を減らし、ジュースはやめる。海藻を積極的にとる

▼

上半身についた肉が落ちてすっきりしてくる

ぷよぷよしていた体が引き締まってくる

ただ現実には、完璧な中庸の状態を実現することはまず不可能に近いでしょう。

私たちは通常、陰と陽の間を揺れ動いていて、もともと陰性の体質に生まれついているか、それとも陽性かということによっても、陰陽どちらか一方に偏りやすいようにできています。

自分が陰陽どちらにせよ、極端に傾いてしまわないよう心がけることが、中庸を保つことにつながる、そんなふうに、ゆるく構えておくほうが、ストレスをためずにダイエットを続けられます。

Column 2

陰性が強くなると、恋愛もできない⁉

健康のみならず、実は恋愛にも食べ物が影響しています。上手に食のコントロールをして陰陽バランスを整えると、ただ痩せるだけでなく、心や人間関係にも良い反応が起こるのです。

一般に男性は《陽性体質》であることが多いようですが、それでも甘いものやお酒を摂りすぎて体が《陰性》に傾くと、締まりのない体つきになっていきます。顔の表情や性格もなんとなくダラーッと締まりがなくなり、やさしいけれど頼りにならないタイプ、というようになってしまいます。

女性の場合はもともと《陰性体質》の人が多いようですが、さらに《陰性》が強くなると、体はますますゆるんでズドンとした体型に。足首までゆるんできます。そして、膣や子宮まで締まりがなくなっていきます。また、そうなると、男性を求める気持ちも薄くなり、セックスレスにもつながっていきます。つまり、不妊予備軍というわけです。

ダイエットのためだけでなく、恋愛体質になるためにも、穀物と旬の野菜をたくさん食べることが効果的です。男性は女性よりも生命力がやや弱いので、さらに魚なども少し食べながら、活力を補給していくといいでしょう。

3章

健康的に痩せる！

食の《陰陽》バランスの整え方

痩せる秘訣

大切なのは陰陽の調和をとること

陰性の食べ物、陽性の食べ物はどんなもの？

〈食べ物の陰陽一覧〉

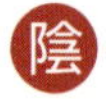

陰 ⟷ 陽

（陽）
・塩
・卵
・肉
・チーズ
・魚
・バター
・みそ
・しょうゆ
・貝類
・穀物
・豆類
・海藻
・根菜
・牛乳
・葉もの野菜
・キノコ
・トマト
・果物
・油
・酒
・砂糖
（陰）

陽性の食べ物を摂ると…

▼

体を固くして縮め、体を温める

▼

活動的な人がいっそう活動的になる

陰性の食べ物を摂ると…

▼

体をゆるめて広げ、また、体の熱を冷やす

▼

心と体に落ち着きが生まれ、行動するスピードがゆるやかになる

　前章でもお話ししたように、食べ物や飲み物にも陰と陽があります。どちらがよいというのでなく、今の自分が陰陽どちらなのかを見極め、調和がとれるものを食べることが大事です。

　《陰性》のものは体をゆるめて広げ、体を冷やす働きが、一方、《陽性》のものは体を固くして縮め、体を温める働きがあります。

　例えば、トマトは夏が旬で、《陰》の性質を持つ食べ物です。トマトを食べると汗腺がゆるんで汗が出やすくなり、汗で体が冷え、涼しく過ごせます。だから

調理や食べ方のひと工夫で陰陽を調整できます

陰→陽をプラス

- ○ 焼く、煮る、蒸すなど、じっくり加熱して調理する
- ○ フタをして調理する
- ○ 塩を加える

陽→陰をプラス

- ○ 生のまま、またはさっと茹でるなど、短時間の加熱で調理する
- ○ フタを開けたまま調理する
- ○ 大根おろしやねぎなど辛みのある野菜を一緒に摂る

陰の食品トマト
ふー…っ
塩
秋や冬に食べるときは熱を入れて
陽

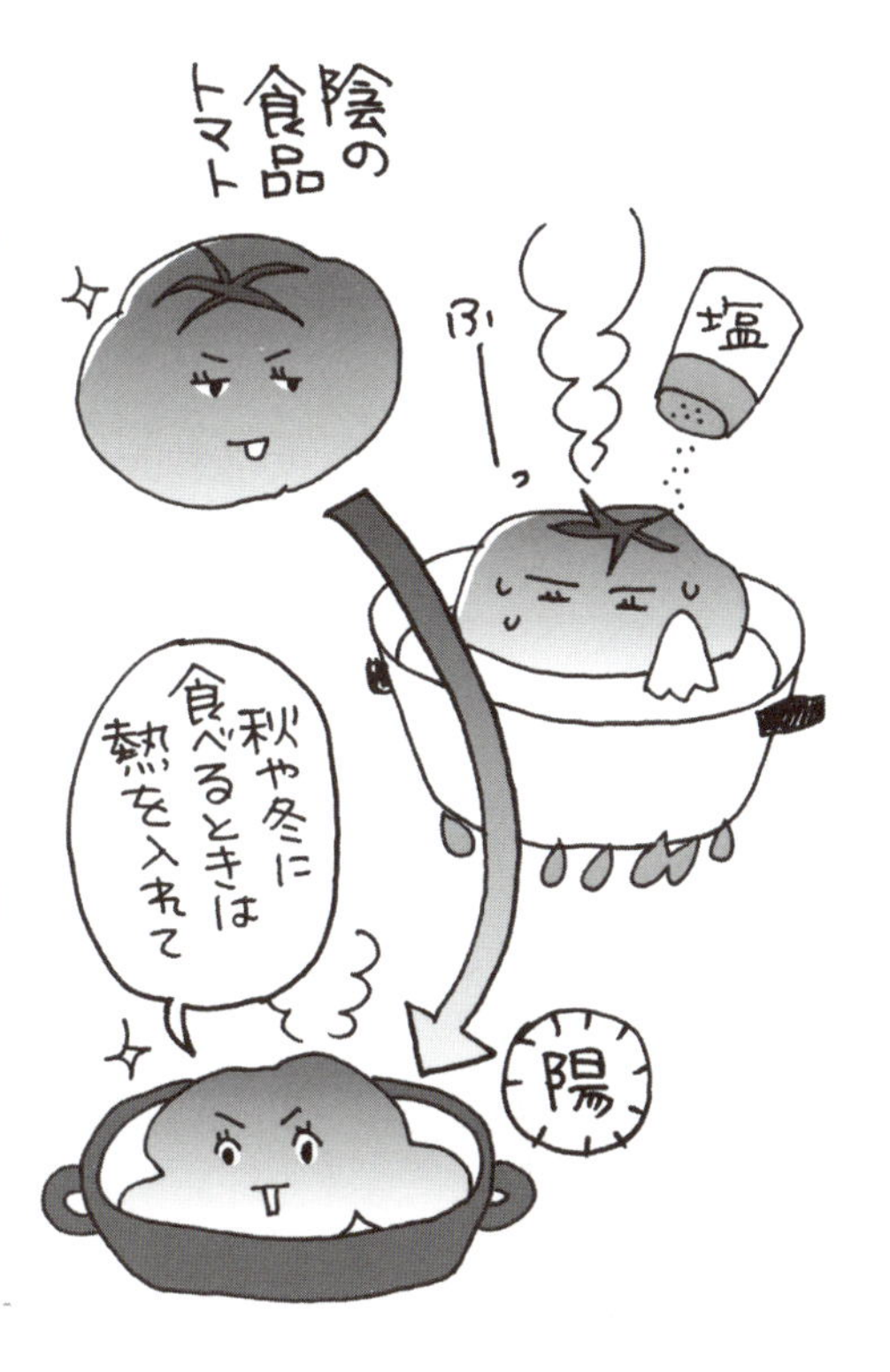

夏にトマトを食べるのは、理にかなっているわけです。

でも、トマトを秋や冬に生で食べ続けると、体が《陰性》に傾いてしまいます。

そんなときは、調理法や食べ方で陰陽を調整できます。トマトなら、塩を加えて鍋に入れ、フタをしてじっくり煮込むのはいかがでしょう。塩には収縮エネルギーがあるので、トマトの拡散エネルギーを打ち消し、陰陽の調和をはかることができます。さらに魚など動物性食品と一緒に食べると、《陽》の力が加わるので、バランスがとれます。

気候がポイント

動物性の食べ物で日本人が太ってしまう理由

寒い国の食べ物と暑い国の食べ物の違いとは？

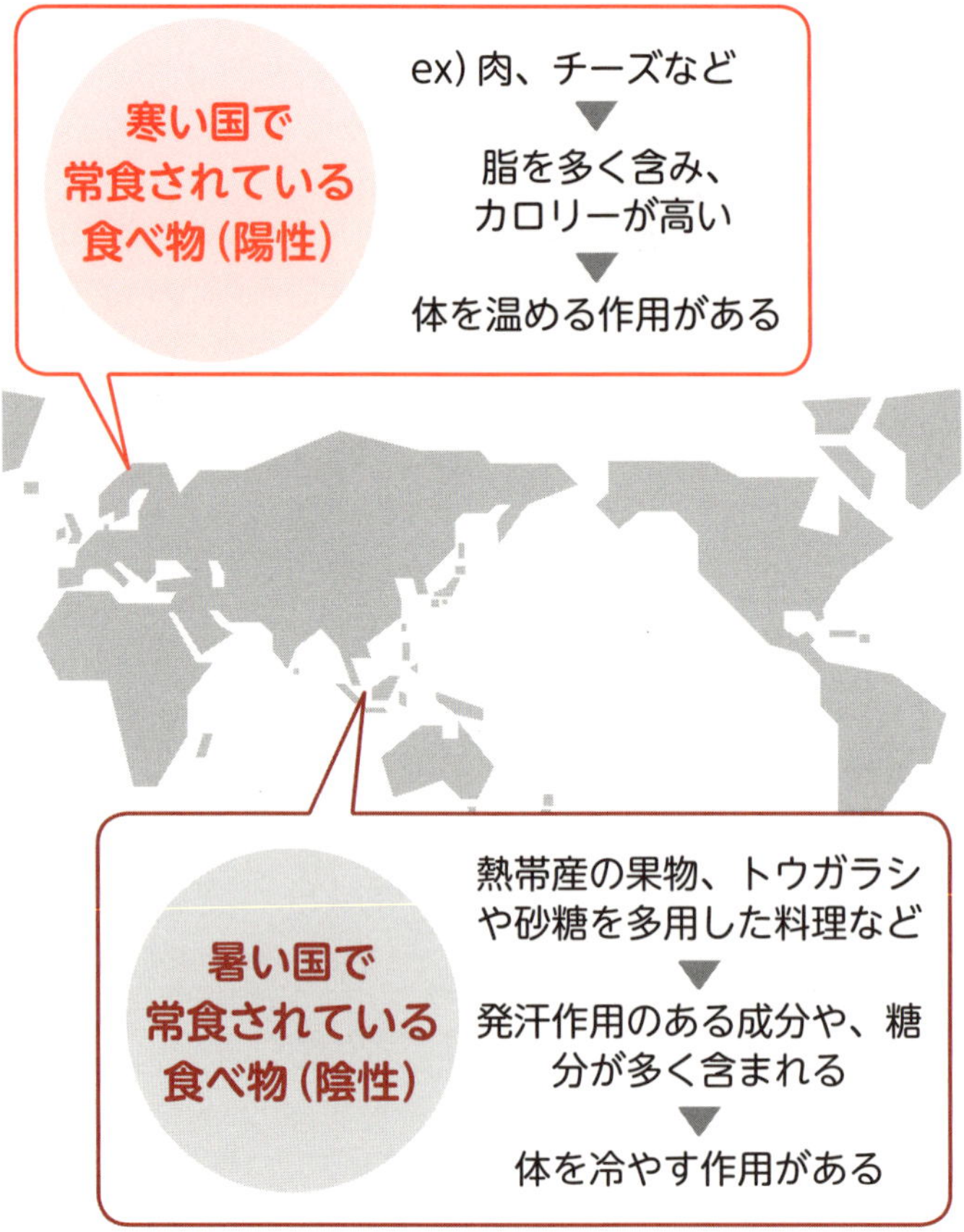

北ヨーロッパなどでは昔から小麦がよく育ち、それを粉にしてパンをつくって食べてきました。また、夏でも寒い土地なので、体温を上げるために肉やチーズなど動物性の食べ物が必要とされてきました。

このように、北の地域の食べ物には体を温める作用があり、食べ続けると、どんどん陽性が強まります。

同じように、陰性体質の人が南国産の体を冷やす食べ物を摂りすぎると、どんどん冷えて痩せにくい体質になってしまうのです。

日本でも、今では若い人

陰陽極端な食べ物は ダイエットの敵！

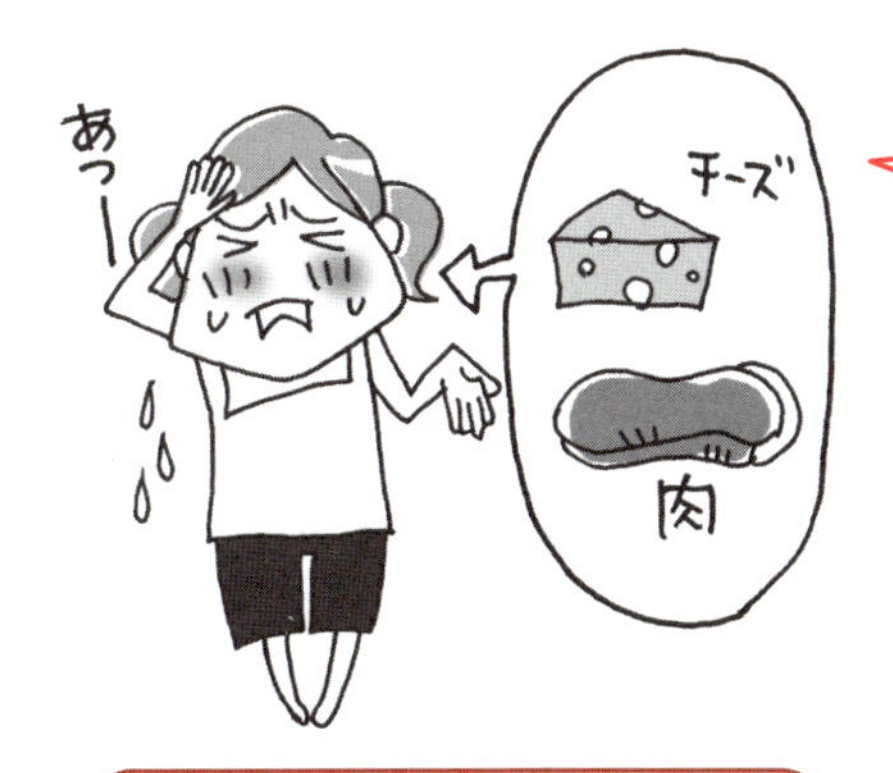

陽性の人が陽性のものを食べすぎると…

▼

体が温まりすぎて
暑くてたまらなくなる

▼

体が締まりすぎて
肉が落ちにくくなる

陰性の人が陰性のものを食べすぎると…

▼

体が冷えて
寒くてたまらなくなる

▼

代謝が落ちて
痩せにくくなる

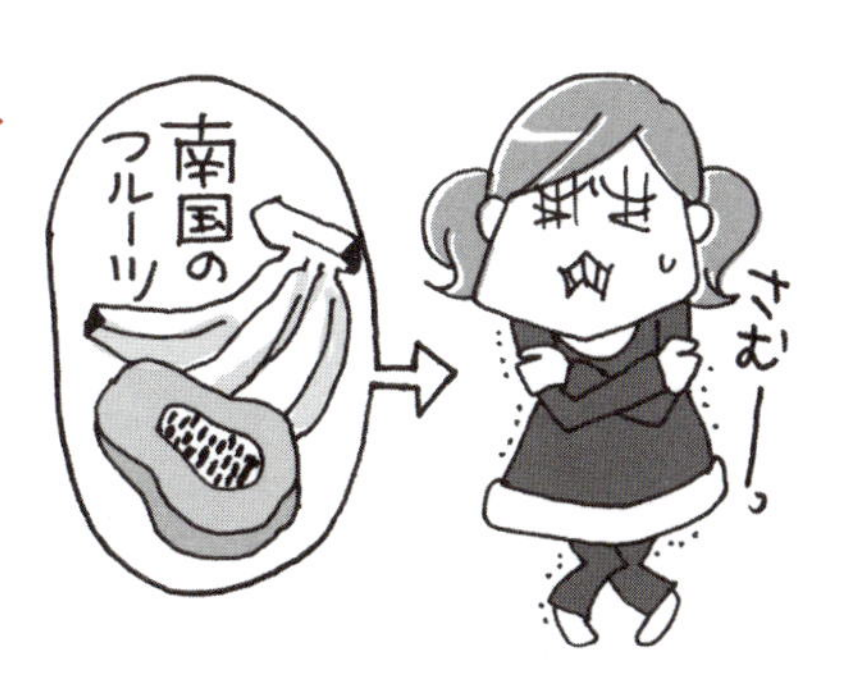

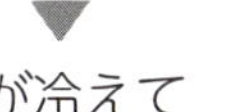

さらに…陽性のものを食べて暑くなったから、体を冷やす陰性のものを食べたくなる、というような悪循環にはまることも！

を中心にアメリカ型の食生活が広まり、朝はベーコンエッグとトーストにヨーグルト、昼食や夕食にも肉料理を食べ、お米はあまり食べないという人がずいぶんと増えました。その影響で、現代の日本では、痩せたいのに痩せられないという人が増え続けています。

カロリーオーバーによる肥満、ガン・心臓病・脳梗塞、うつ病…さまざまな健康障害の原因をたどると、食の内容が激変して動物性タンパク質や油脂を摂りすぎていることと深い関係があると言われています。

基本は
地産地消

日本人の体には和食が一番相性良し

日本の気候にあった作物が日本人の体質にも合います

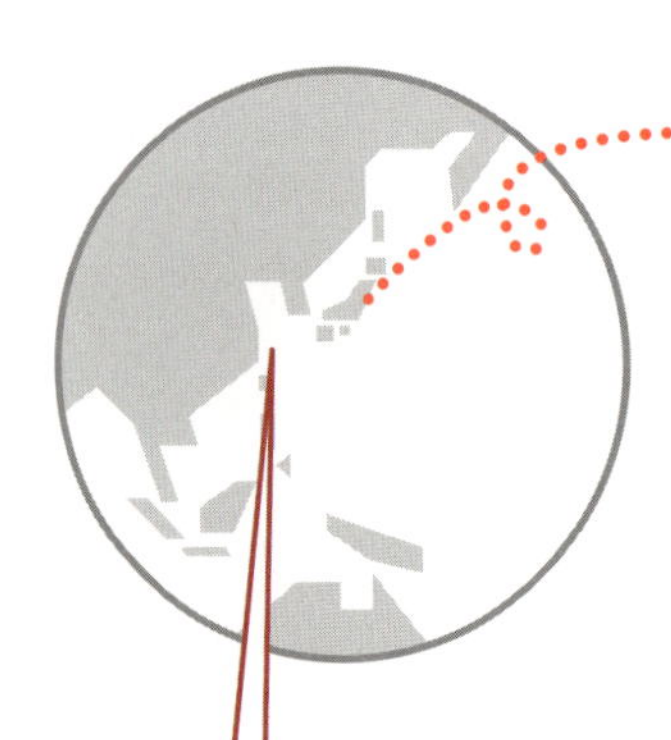

日本で常食されてきた食べ物

米（玄米）	大根
白菜	ゴボウ
キャベツ	にんじん
小松菜	れんこん
長ねぎ	里芋
玉ねぎ	かぼちゃ
かぶ	きゅうりなど

《陰性》の野菜に注意！

トマトやナス、じゃがいもや、ほうれん草など、現在、一般的に食べられている野菜でも、強い陰性の野菜があります。P124の一覧表を参考にしましょう

日本では昔から農業の中心は稲作で、米を主食としてきました。かつては玄米ごはんにワカメや旬の野菜を使ったおみそ汁、それに一品か二品のおかずがあれば十分。肉、魚、卵や油を使った料理は特別な機会にしか食べませんでしたが、体に必要なカロリーと栄養はきちんと摂れていました。だから日本人はスリムで肌がきれいだったのです。

　最近また、こういうシンプルで低カロリーな伝統食が体に良いと再評価されています。それに加えて、日本の食文化が生み出したみ

伝統的な日本食がヘルシーな理由

みそやしょうゆなど発酵食品が多く、胃腸を整える作用がある
日本の気候風土に合う食材が使われ、陰陽のバランスがとれている
日本人には和食が一番!!
低カロリーで必要な栄養を十分にとれる
スリムで肌もきれいに

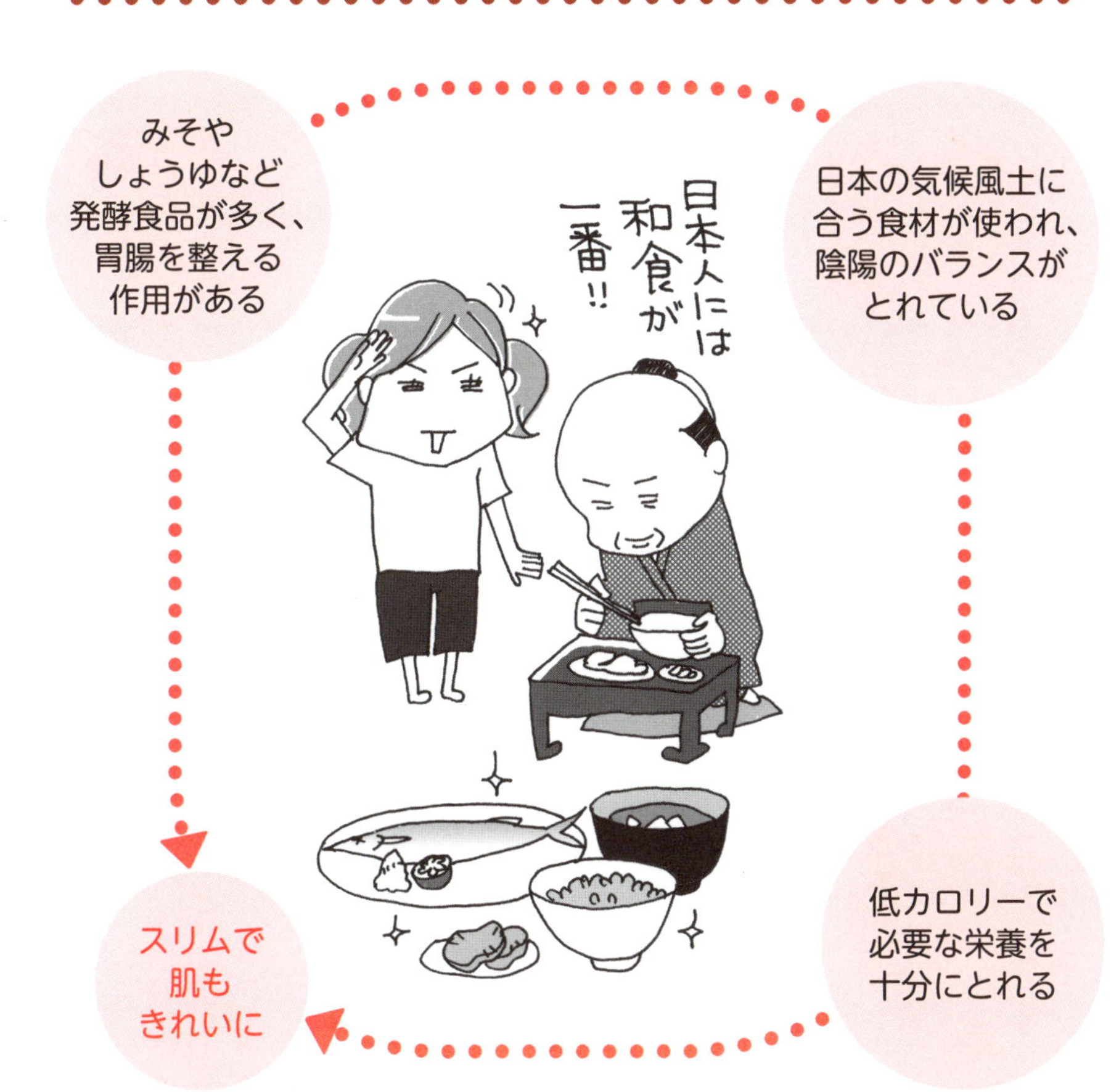

そやしょうゆ、納豆などの発酵食品や、何百種類にものぼるバラエティ豊かな漬け物も、ヘルシーで人にも地球にもやさしいエコロジーフードとして改めて脚光を浴びています。

寒い国の食べ物は寒い国の人々に、南国の食べ物は南国の人々に合った性質を持っています。日本に生まれ育った私たちは、そういった気候風土が違う外国のものよりも、先祖代々食べ続けてきた伝統的な食事を摂るほうが体に合いますし、健康でスリムな体を保つことにもつながるのです。

Column 3

サプリメントよりも玄米が優れている理由

ビタミンやミネラルなど、必要な栄養素を手軽に採れるサプリメント。「美容や健康に良さそう」「食事を減らしても栄養が摂れるから痩せそう」などと思って飲んでいる方もいらっしゃるかもしれません。

しかしサプリメントは自然の食品と違い、成分が吸収される際に必要なブレーキがついていないため、必要以上に摂りすぎてしまうという欠点があります。たとえば、ビタミンCが体に必要だからといって、その成分ばかり過剰に摂っていたのでは、全体のバランスが崩れてしまいます。過剰分は汗や尿と一緒に排泄されるとはいえ、体に負担をかけてしまうことには変わりありません。

その点、自然の食べ物は、中身と皮では正反対の性質を持っていて、皮ごと全部を食べることで、栄養素の消化吸収を促すアクセルと摂りすぎないようにするブレーキの役割が、バランスよく働くのです。

とくに穀物の皮の部分から身まで丸ごと食べる玄米は、まさにこのアクセルとブレーキを両方兼ね備えていて、さらに人間の体が必要とする栄養素をほぼ完璧に近いバランスで含んでいます。サプリメントを何十種類も摂取するより、ずっと手軽で効率的に、そして健康的に栄養を摂れるのです。

4章

もう二度と太らない！

「食べグセ」改善トレーニング

ここでおさらい

痩せる食べ方の超基本

この章からは、いよいよ実践的な食べグセトレーニングを始めていきます。

その前に改めて基本の食べ方を確認していきます。

①玄米を食べる

1章でご説明したように、ダイエット食の基本は玄米。それに野菜のおかずとみそ汁をつけた穀物菜食をおすすめしています。

玄米が栄養豊富なのは前に述べたとおりですが、とくに繊維質を多く含んでおり、腸にこびりついている老廃物や余分な脂を吸着して、体外に出してくれます。

そのため痩せるだけでなく、

1 玄米を食べる

野菜のおかずやみそ汁をつけた玄米菜食を献立に。野菜は旬の食材で、体質にあったものを選ぶこと

とくに玄米を食べる量に制限はなし。1日1合くらい食べても大丈夫！

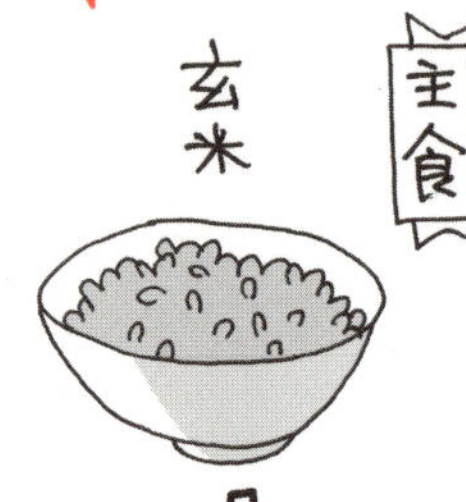

いろいろな旬の野菜を少しずつ

副食

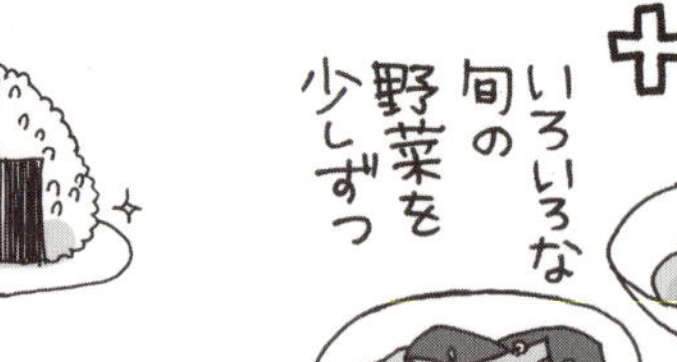

外出時などは玄米おにぎりだけでもOK

❷ 週3日でOK！（ただし、必ず連続して）

週3日、連続して穀物菜食生活を続けること
週3日ガマンして
玄米食べるだけ!!
I ♥ 玄米
楽勝♥
SNACK
残りの4日間は好きなものを食べてもOK
なんとなく食べるのではく、食べ物を自分でコントロールしている意識を持つこと

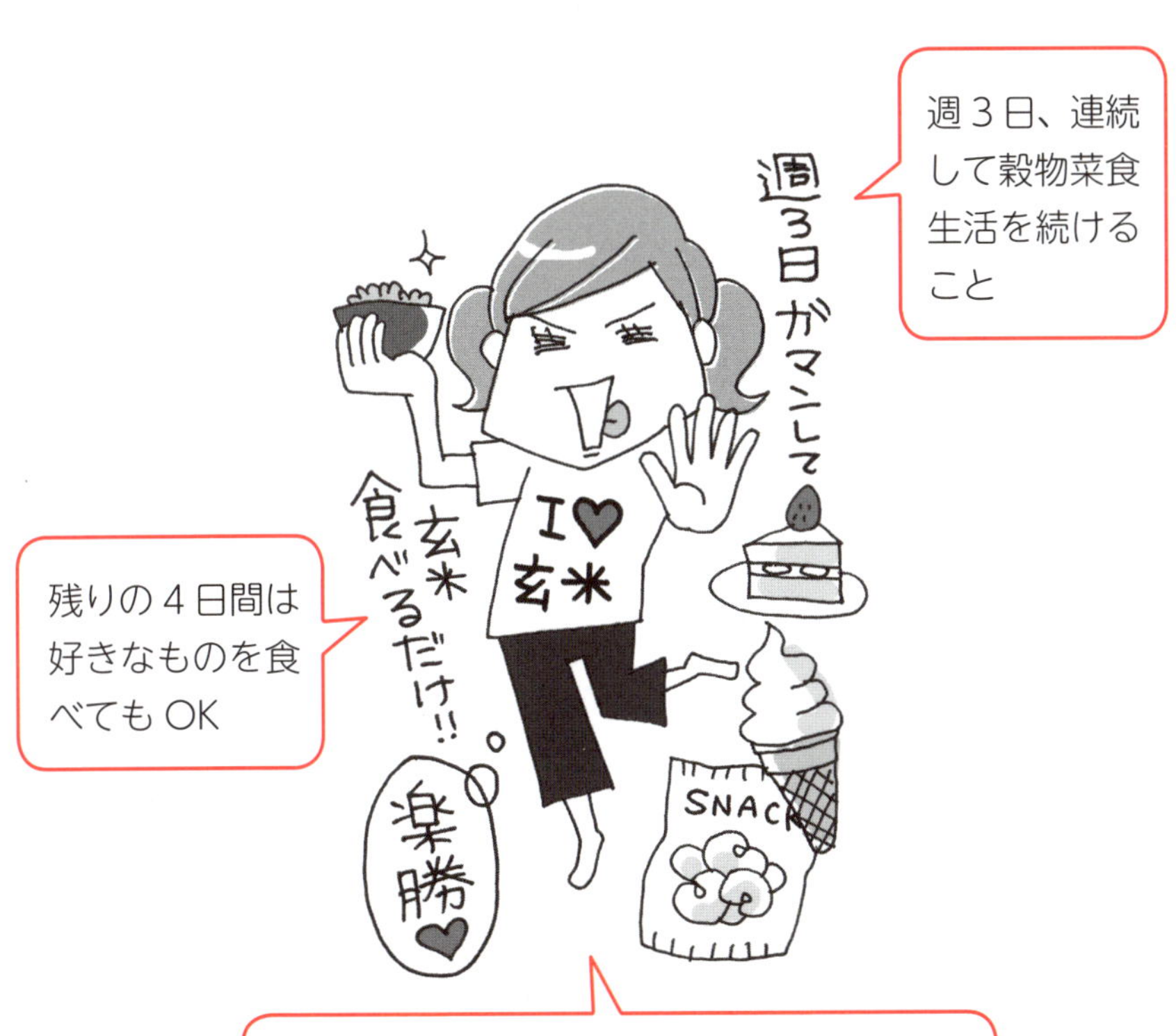

お通じにも好影響が。体全体の循環が良くなるので、細胞が活性化して肌や髪、爪など、全身の美容と健康にも効果があります。

②週3日でOK！

ダイエットというと苦しい食事制限がつきものですが、この本で提唱する方法では、食べすぎているものを週3日控えるだけでOKです。ただし週に3日間、必ず連続して行ってください。これは、自分で食べグセを「コントロール」するため。コントロールできるようになれば、自分の食べグセとうまくつきあえます。

実は重要！

早食い、夜遅くの食事、間食はダイエットの敵

　せっかく玄米を食べたり、食べグセを直しても、早食いや夜遅くの食事、間食をしていたら台無しです。

　早食いが太る原因となるのは、脳の満腹中枢に信号が届かない状態のまま、つい食べすぎてしまうからです。早食いを直すには、「よく噛んで食べる」ことが何より効果的です。

　食事が夜遅くなると、体が休止モードに入っているので、消化吸収するのに負担がかかります。また、ランチと夕飯の時間が空けば、断食状態の体にいきなり食べ物を送り込むことになり、

よく噛んで食べると、こんなメリットが！

ルール

一口ごとに 30 回以上、体調が悪いと感じるときは
50 回以上噛んで食べること

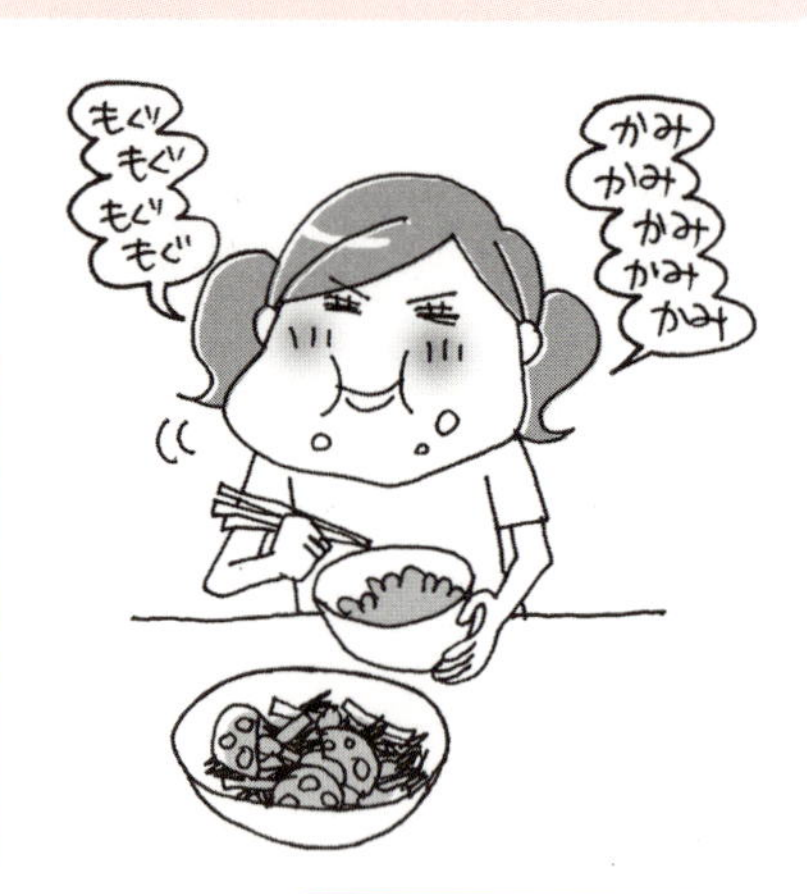

噛めば噛むほど唾液が出て消化酵素が増えるため、胃腸の負担が軽くなり、栄養分の吸収も良くなります

血糖値が高まって早めに満腹感をおぼえるので、食事の量が少なくてすみます

噛むという運動が脳に良い刺激を与え、頭が冴えてきます

食事時間が早まれば、間食も減ります

仕事が忙しくて夕食が遅くなると…

お腹が空いて
甘いお菓子やパンなどを
食べてしまい、その結果、
太るという悪循環に

お菓子のちょこちょこ食いはNG!
SNACK

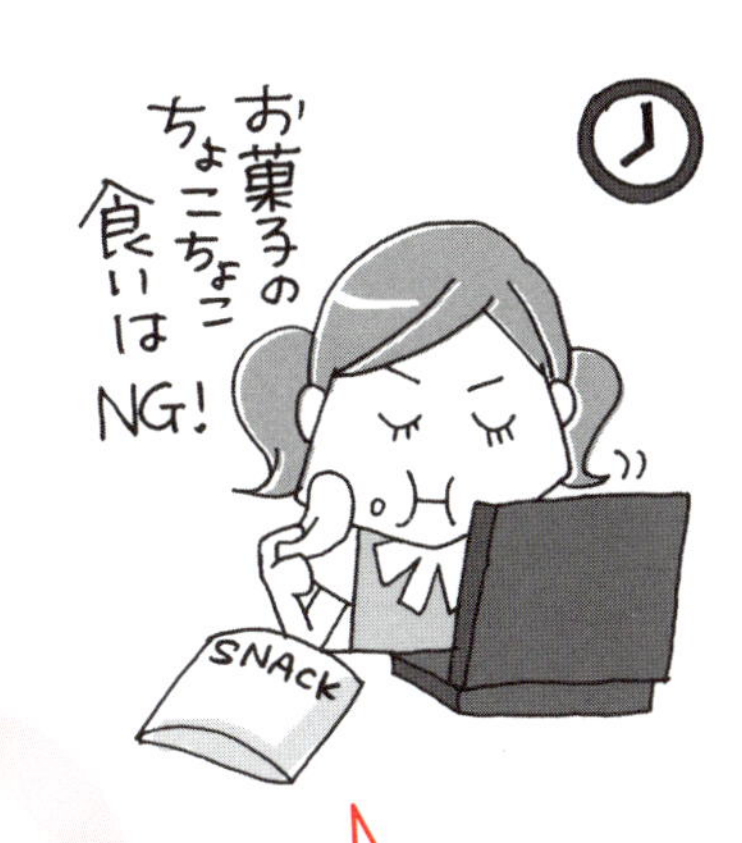

仕事が忙しくても夜の７時くらいには休憩をとって夕飯を食べましょう

おやつはなるべく食べないこと。食べるとしたら、お菓子ではなく、玄米や分づき米のおにぎりを家から持参して食べましょう

おにぎりがおすすめです!!

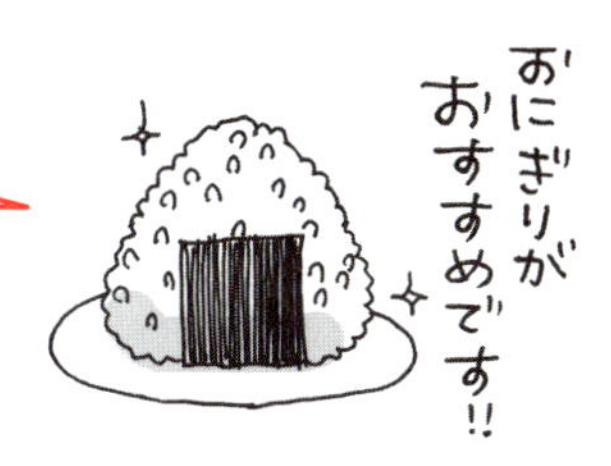

一気に大量のカロリーを吸収してしまいます。そういった悪条件が重なるため、夜遅くの食事は肥満になりやすいのです。

といっても空腹をしのぐためにお菓子などを食べてしまうと、さらに肥満につながってしまいます。

忙しくてつい夕食が遅くなってしまうという人も、途中でいったん仕事の手を休め、７時前後に軽く食事を摂る生活パターンに切り替えていきましょう。どうしても間食を摂りたいなら、お菓子ではなく玄米おにぎりがおすすめです。

食ベグセ改善の前に

《陰性》体質の人はまず…土台の体づくりから

陰性の人の食べグセ改善計画

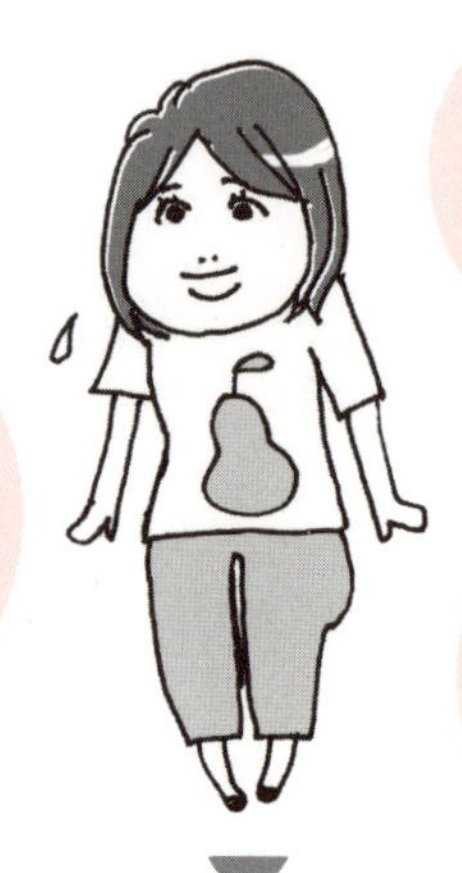

ごはんはあまり食べない

牛乳など乳製品をたくさん摂っている

おやつで糖分を補給している

▼

○雑穀米や分づき米のごはんをしっかり食べる
○野菜や豆のおかずを食べる
○脂の少ない肉や魚を少量食べる

▼

○玄米＋野菜の穀物菜食に移行
○２章の診断で判明した「食べグセ」を改善

《陰性》タイプの人は体がかなり陰性に傾いていることが多く、玄米を食べはじめると、まず胸から痩せていき、下半身はいつまでも太ったままで、「こんなはずじゃなかった」とがっかりしてしまうことも。

まずは雑穀米や分づき米のごはんや野菜、豆などで体を整えましょう。または、体を引き締める食べ物（脂の少ない肉や魚）を少し食べて体質を陽性に調整しても。そのあとで玄米食に切り替えるようにします。3か月ぐらいで、体がはっきり変わってきます。

《陽性》体質の人はまず…「おかず」に野菜を

陽性の人の食べグセ改善計画

肉や魚、油を使った料理が大好き
ごはんだけでは物足りない
満腹になるまで食べる

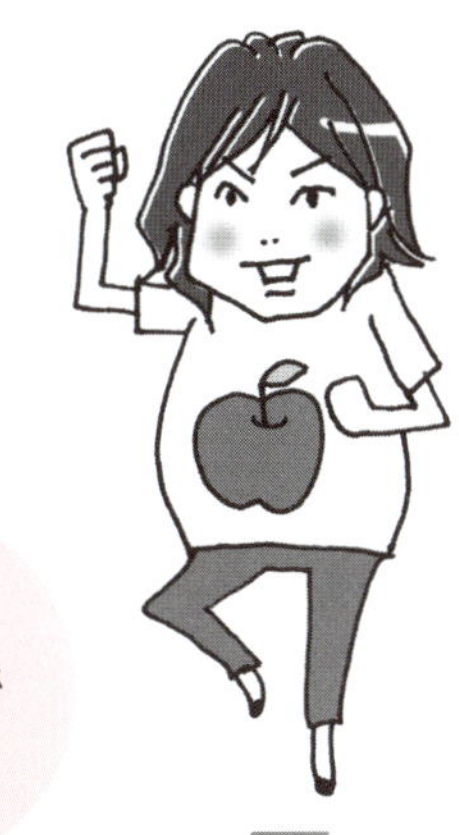

○肉や魚を食べるときは、小松菜など緑色の野菜や、大根など辛み野菜を一緒に食べる
○肉や魚の量を減らし、代わりに野菜をたっぷり食べる

○玄米＋野菜の穀物菜食に移行
○２章の診断で判明した「食べグセ」を改善

《陽性》タイプの中には、がんばって玄米を食べても、ちっとも痩せないという人もいるかもしれません。

その原因は、おかずがそのまま従来どおりだから。せっかく玄米を食べていても、おかずは脂たっぷりの肉や魚ではもったいない。

玄米は、栄養満点の完全食です。のり、ゴマ塩、梅干しなどと一緒に食べるだけでも十分に栄養が足ります。最初はお肉やお魚も食べたくなるかもしれませんが、そのときは必ず緑色の野菜や辛味野菜を一緒に食べるようにしてください。

食べグセ改善！

砂糖を摂りすぎてきた人

疲れたら甘いもの…が習慣になっていませんか？

砂糖を摂る

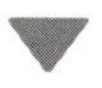

吸収が良すぎる

体も心も急にアップダウン

さまざまな不調が出てくる

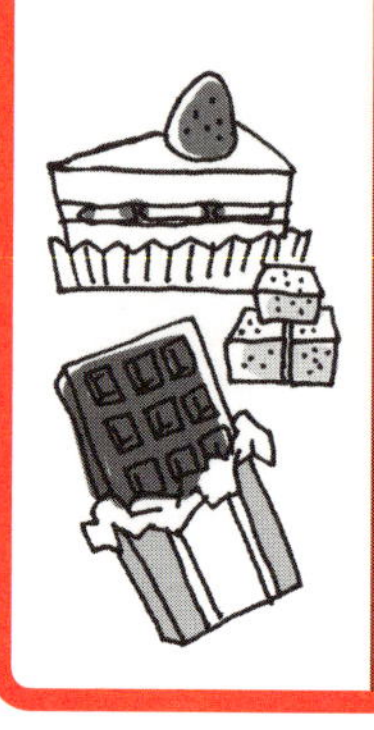

甘いものの中でも特に砂糖は《陰性》が強く、また吸収が良すぎるほど良くて、それなしではいられなくなるほど習慣性の高い食べ物です。食べたとたんに吸収されて血液に入り込みます。ほんの少し摂っただけでもすぐにエネルギーに変わり、体は急速に温められますが、急速に冷やされてもいくので、心も体もアップダウンが激しくなり、さまざまな不調となって悪影響が出てくるわけです。しかも、吸収するときに体内のカルシウムなどミネラル分を大量に使ってしまうのです。

砂糖がクセになって水太り＆イライラ…の理由

砂糖⇒体への影響

- カルシウムが不足
- 疲れやすくなる
- 細胞がゆるむ
- 水太り
- 眠れない
- 水分をため込む

砂糖⇒精神への影響

- イライラ
- 落ち着かなくなる
- 悲観的になる
- つまらないことで怒る
- 集中できない
- 人間関係がうまくいかなくなる

砂糖がクセになると、体はゆるみっぱなしとなり、疲れやすく、そのくせ夜は寝つきが悪くて、夢ばかり見て眠りが浅くなります。

体の筋肉はカルシウムの働きによって動くのですが、カルシウムが不足すると筋肉が弱くなり、また、筋肉に酸性の疲労物質がたまって疲れやすくなります。

カルシウムが不足すると、集中してものを考えるための神経伝達物質が十分に働かなくなり、イライラしたり落ち着かなくなったり、悲観的になったりすることも増えていきます。

避けたほうがいい食品、たまにはOKの食品

吸収が良い砂糖は避けたい

- × 精製された白砂糖
- × 人工甘味料
- × ブドウ糖
- × 液糖
- × 蜂蜜
- × 甘い果物の糖分

隠れ砂糖に要注意！

- △ パン
- △ そば・うどんのだし汁、めんつゆ
- △ スポーツ飲料、ジュース、缶コーヒー、清涼飲料水
- △ おせんべい、ポテトチップス
- △ スーパーなどのお惣菜
- △ 甘い煮物や酢の物

砂糖をふんだんに使った煮物などを食べ、さらに甘いものを食べると、どうしても糖分の摂りすぎに…

砂糖を摂るなら「白」より「黒」

- ○ 未精製の黒砂糖
- ○ 米飴などの多糖類
- ○ 黒砂糖
- ○ オリゴ糖

吸収がゆるやかなので、少しくらいなら食べてもOKです

砂糖は一般的にサトウキビから作られます。未精製の黒砂糖はカルシウムをたっぷりと含んでいますが、精製して真っ白にする過程でカルシウムはほとんど取り去られてしまいます。

△に挙げたパンは、ふくらませるのに砂糖が必要。だし汁やめんつゆなども、結構な量の砂糖が入っています。また、市販の清涼飲料水や、おせんべいなど「甘くないお菓子」にも砂糖は入っています。そして和食の煮物や酢の物に、砂糖は欠かせない調味料。知らずに摂りがちです。

これでリセット！
砂糖摂りすぎさんにおすすめの食べ物①

A 砂糖の毒を打ち消す食品

- ◎ 柑橘系フルーツ
- ◎ 梅干し
- ◎ 海藻類
- ◎ 干しエビ
- ◎ ちりめん
- ◎ 小松菜
- ◎ かぶ

不足するミネラル分を補給します

B 辛味のある野菜

- ◎ 大根
- ◎ 玉ねぎ
- ◎ 長ねぎ
- ◎ ニラ
- ◎ トウガラシ
- ◎ にんにく
- ◎ しょうが

砂糖と水分を外に出します

《陽性体質》の人は…

- ◎ ウリ
- ◎ トウガン
- ◎ スイカ
- ◎ きゅうり
- ◎ ナス

辛味野菜と同様の効果があります

《陰性体質》の人は…

- ◎ 小豆のゆで汁
- ◎ おかゆ
- ◎ おじや

体を冷やさずに利尿効果があります

これまでの食生活でつい摂りすぎてしまった砂糖、体にたまっている過剰な糖分をどうしたらいいの⁉と思うでしょうね。ご安心ください。リセットできる食品があるんです。

Aの食品には、砂糖の毒を打ち消してカルシウムを定着しやすくする効果があります。食後は甘いケーキのかわりに、ちょっと酸味のある果物をデザートにしてもいいかもしれませんね。

Bの辛味野菜には、発汗や利尿作用があるので、体内にたまっている砂糖と水分を追い出すのに効果的。

これでリセット！
砂糖摂りすぎさんにおすすめの食べ物②

C 苦味のある野菜や果物

- ◎ ゴボウ
- ◎ ユリ根
- ◎ ゴーヤ
- ◎ フキノトウ
- ◎ ウド
- ◎ グレープフルーツ

体の湿り気を乾かします

D ほかにこんな食品も苦味あり

- ◎ 焼き魚の内臓
- ◎ 野菜・パン・ごはんのおこげ
- ◎ 玄米を煎った穀物コーヒー
- ◎ タンポポコーヒー
- ◎ 鉄火みそ

みそにゴボウなどを混ぜて炒め、トウガラシなどを加えたもの

おすすめ料理

- ◎ 熱々のみそおじや
- ◎ しょうゆを使って煮込んだ野菜料理
- ◎ おでん

一番おすすめ！

E 塩辛い味

- ◎ みそ
- ◎ しょうゆ
- ◎ 海藻
- ◎ 貝類

Cに挙げた苦味のある野菜や果物には、体の湿り気を乾かす働きがあります。

Dに挙げたのも苦味食品。かといってコーヒーをたくさん飲むというのでは効果が得られませんが、少量をうまく取り入れていくとよいでしょう。

また、Eの塩辛い味の食品は、砂糖の摂りすぎで陰性に傾いた体を陽性に持っていく効果があります。

とくに、おでんはしょうゆ、魚のすり身、昆布、大根などが一気に摂れるので、利尿しながら足りないものを補うことができるのです。

まとめ

摂りすぎていた砂糖をリセットしたら、体はこう変わる！

1

お腹まわり、下半身。
水風船のような
水太りが解消されます。

2

肩、首、顔が
痩せていきます。

3

シミ、シワ
などが徐々に
薄くなって
いきます。

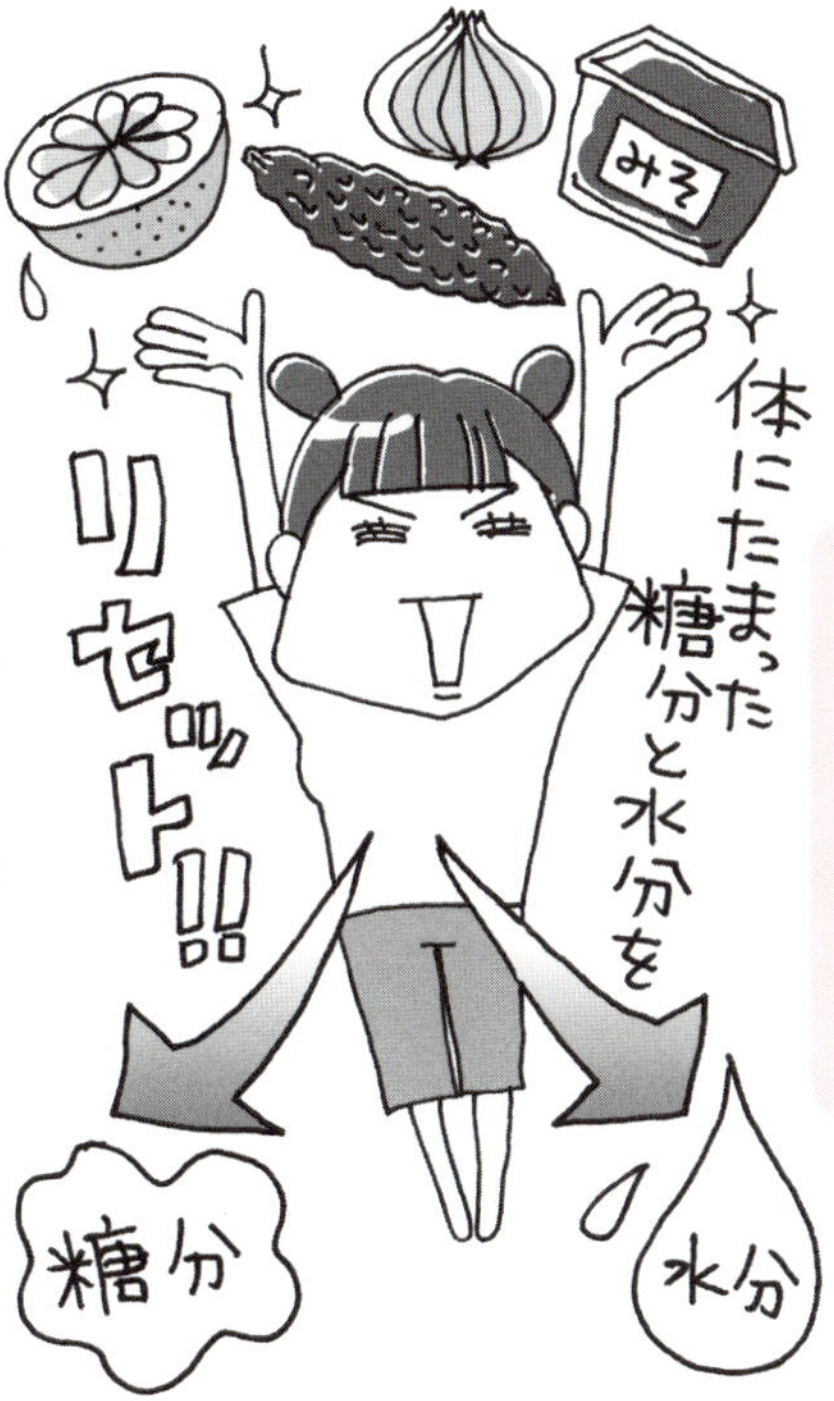

4

疲れやすい、
やる気が出ない、
といった悩みが
消えていきます。

5

生理痛、冷え、セックスレスなど、婦人科系のトラブルが
解消していきます。

食べグセ改善！

果物を食べすぎてきた人

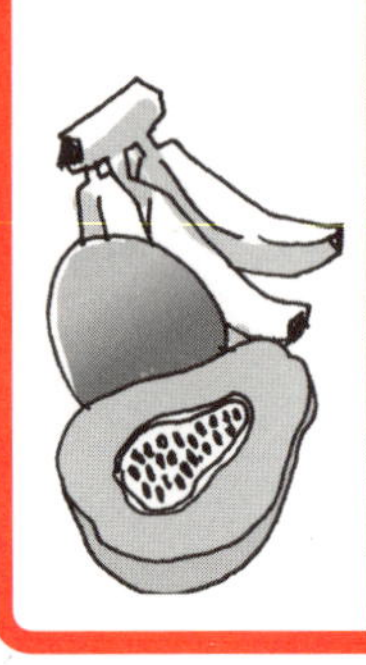

デザートはいつも果物というあなたへ

熱帯の果物を食べる

▼

体質が《陰性》に傾く

▼

体がゆるみ、むくんでくる

▼

《陰性》の人はますます水太り

「朝の果物は美容と健康に良い」「さらに毎食後少しずつでも果物を食べると栄養の吸収も良くなる」と信じている人は多いようです。

《陽性体質》の人なら、肉を食べた後などに果物を食べると、酵素やカリウムの働きでよけいな塩分が汗と一緒に体外に押し出され、固くなっていた体を少しゆるめることになるのでいいでしょう。

けれど、熱帯の果物は水分と糖分を多量に含み《陰性》も強いため、体がゆるみすぎてしまうことも。今度は、むくんできます。

どうせなら「酸っぱい果物」を選びましょう

果物を食べるなら酸味のあるものを

- ○ みかん
- ○ レモン
- ○ グレープフルーツ
- ○ リンゴ

だぶついた水分を体外に出す

熱帯の果物は「冷え」を招く

- △ パイナップル
- △ パパイヤ
- △ マンゴー
- △ バナナ
- △ いちじく
- △ 洋梨

日本に暮らす私たちが、あまり汗もかかない涼しい季節に熱帯原産の果物を食べすぎると、体はどんどん冷えてしまいます

こういう人は要注意！

- × 冷え性の人
- × 低血圧の人
- × 貧血の人

体内の塩分がどんどん外に押し出され、血圧が下がってしまいます

体にいいからといって果物を食べすぎていると、砂糖の摂りすぎと同じことになってしまうのです。

《陰性体質》の人なら、ゆるみと冷えに拍車がかかり、ますます水太りしていきます。また、果物に含まれる酵素が赤血球を壊す働きをするため、貧血や低血圧になっていきます。

酸っぱい果物はだぶついた油脂や水分を体外に出す働きがあるので、柑橘類やリンゴがおすすめです。また、カルシウムの吸着を良くし、体が酸性に傾くのを中和する力も持っています。

これでリセット！果物食べすぎさんにおすすめの食べ物

A 辛味のある野菜

過剰な糖分と水分を外に出します

◎ 大根
◎ 玉ねぎ
◎ 長ねぎ
◎ ニラ
◎ トウガラシ
◎ にんにく
◎ しょうが

B 塩辛い味

◎ みそ
◎ しょうゆ
◎ 海藻

体質を陽性に持っていきます

《陽性体質》の人は…

◎ ウリ
◎ トウガン
◎ スイカ
◎ きゅうり
◎ ナス

辛味野菜と同様の効果があります

《陰性体質》の人は…

◎ 小豆のゆで汁
◎ おかゆ

体を冷やさずに利尿効果があります

おすすめ料理

◎ 熱々のみそおじや

果物を食べすぎている人は、体に糖分と水分がたまりがちです。

Aの辛味野菜は、発汗作用と利尿作用があるので、過剰な糖分と水分を体内から追い出してくれます。また、小豆やウリも、辛味野菜と同様の作用があります。

Bの塩辛い味は、果物の摂りすぎで陰性に傾いた体を陽性に持っていく効果があります。

大根、ねぎなど辛味野菜の入った、熱々のみそおじやなどは最高のリセット食。糖分と水分でゆるんだ体が引き締まります。

まとめ

食べすぎていた果物をリセットしたら、体はこう変わる！

1

お腹まわり、下半身、上半身…すべての水太りが解消されます。

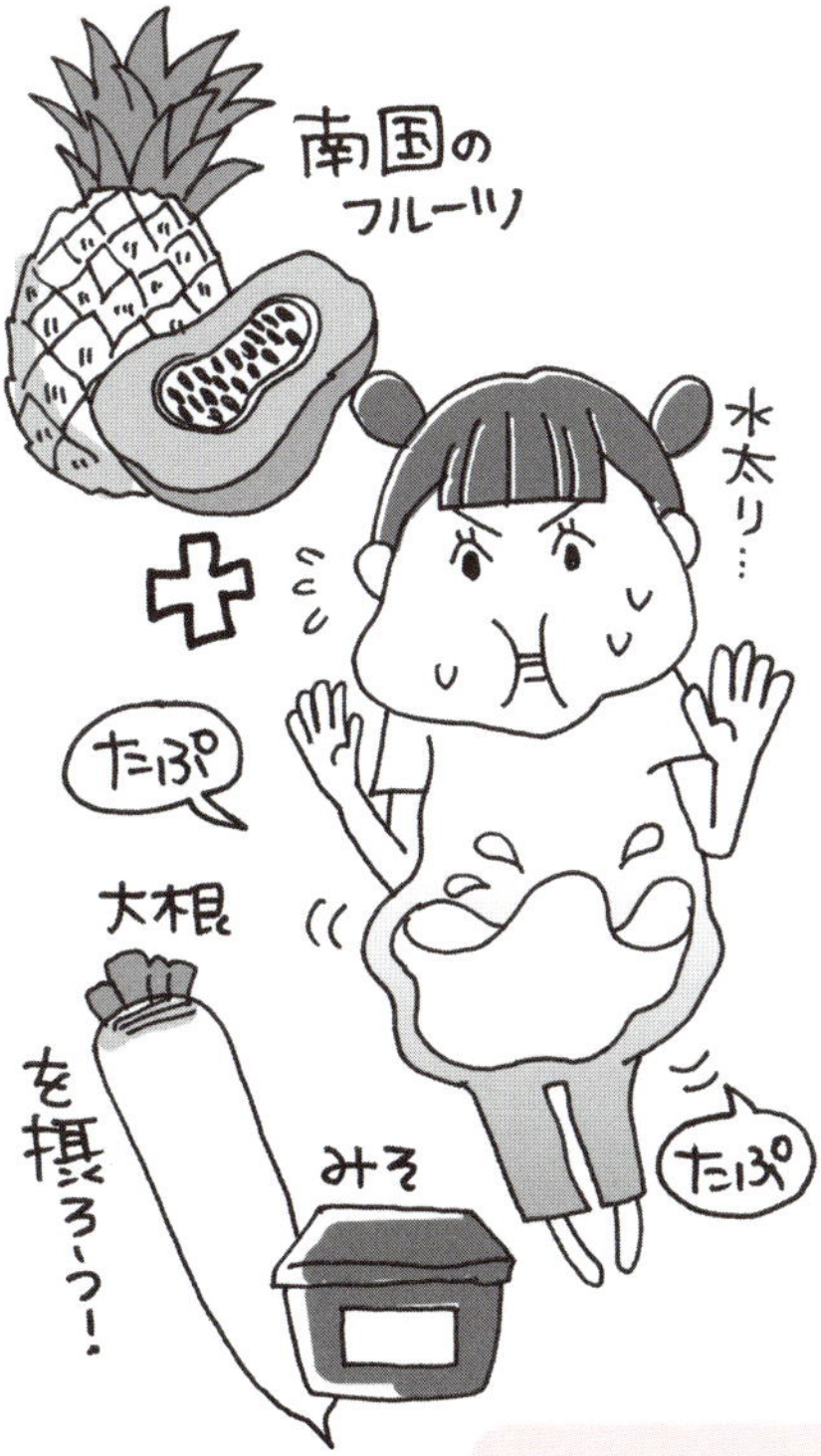

2

疲れにくくなります。

3

シミ、シワなども徐々に薄くなっていきます。

4

貧血、低血圧、冷え、生理不順、生理痛が軽減されます。

食べグセ改善！

肉を食べすぎてきた人

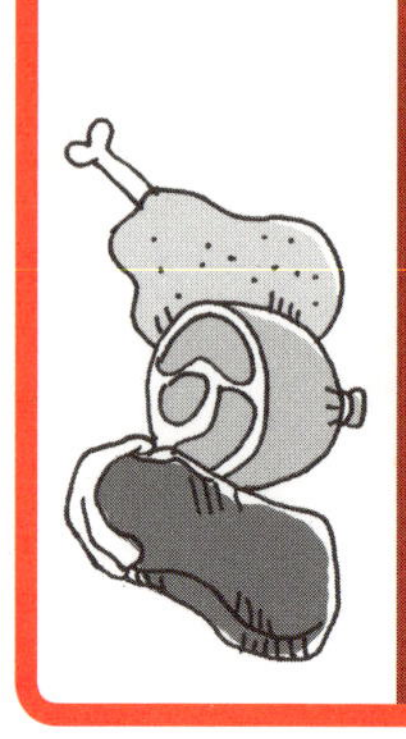

「おいしくて栄養になる」からと肉を食べすぎていませんか？

おいしい！

動物タンパク質信仰

▼

肉を食べすぎる ▶

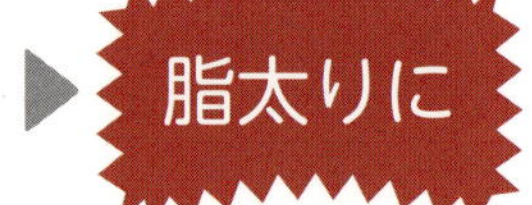

▼

甘いものや水分も摂りすぎる

▼

水太りと脂太りの混合に

朝はハムやベーコン、昼はハンバーグやビーフシチュー、そして夜はフライドチキンをつまみながらお酒を飲んだりしていませんか。お肉はおいしいですよね。でも、肉食が過ぎると脂太りしやすくなります。

また、タプタプとゆるんでしまっている人の場合は、肉だけでなく砂糖や水分も多く摂りすぎているために、脂太りと水太りの両方が混合された太り方をしている可能性があります。肉を食べると甘いものや水分がほしくなり、つい摂りすぎてしまうことが多いのです。

肉と一緒に食べたい「プラスワン」食品

A 肉＋辛味のある野菜

◎ 大根
◎ 玉ねぎ
◎ 長ねぎ
◎ ニラ
◎ トウガラシ
◎ にんにく
◎ しょうが

発汗効果と利尿作用があります。過剰なエネルギーを打ち消す食品の代表格は、大根！さまざまな使い回しができて便利なうえ、ダイエット効果も高い万能選手なのです

B 肉＋キノコ類

◎ しいたけ
◎ マッシュルーム

脂を吸着して外に出してくれる効果があります

C 肉＋酸味と苦みのある食品

◎ みかん
◎ レモン
◎ グレープフルーツ
◎ リンゴ
◎ 酢
◎ 梅干し
◎ 海藻類

余分な脂を溶かして分解する効果があります

D 肉＋陰性の野菜（加熱調理）

◎ トマト
◎ ナス
◎ じゃがいも

体を《陰性》に持っていきます

体を温めて引き締める効果があります。できれば国産の自然塩を

おすすめ料理

◎ 塩、天然だしのみそ汁

肉をおいしく食べながらダイエットするには、辛味野菜と海藻類をたくさん食べ、時には酸っぱくて苦みのある果物も食べるようにすることが大事です。そうすれば無理なくゆっくりと脂肪が燃焼し、たまっていた水分も追い出されます。

Aの辛味野菜やBのキノコ類は、どれも肉料理のつけ合わせになっていることが多いですね。Cの果物も脂が多い人にはぴったり。

Dの野菜は、もともと体が冷える《陰性体質》の人は、加熱調理してから食べたほうがいいでしょう。

少しの肉で満足できる！ 工夫満載の「代用食」レシピ

A 植物タンパクをお肉と一緒に調理

①お肉と一緒に、植物タンパク（小麦タンパクのグルテンや、大豆タンパクなど）を混ぜて調理する。

②肉汁が入るので肉100％のときと変わらない旨味が感じられて満足できる。

香りで騙されて、おいしいと感じることができます

B 雑穀の一種「タカキビ」でつくるソーセージ

①タカキビと小麦を混ぜ合わせてソーセージ形にし、少量の油で焼く。

フランクフルトソーセージによく似た味になります

C ひき肉半分のハンバーグ

①ハンバーグに使うひき肉を半分に減らし、れんこんやコンニャクを細かく切って加える。

まとめてつくって冷凍保存しておくと便利！

D もっと摂りたい！ 植物性タンパク質

◎ お米
◎ おもち（＋大根おろし）
◎ そば
◎ うどん
◎ パスタ

ただし、おもちは太りやすいので中和するために大根おろしを添えましょう

肉は大好きだけど、食べる量を減らしていきたい。そんなあなたにぴったりの代用食レシピがA～Cの3つ。「ごはんは食べなくてもいいから、とにかくおかずだけ食べておきなさい」と親や学校の先生に教えられたという人は多いでしょう。従来の栄養学では「栄養＝タンパク質」という考え方が主流で、動物性タンパク質信仰みたいなところがあったわけですね。でも本当は、Dに挙げた穀物や野菜などに含まれる植物性タンパク質だけでも十分なのです。

✨ まとめ ✨

食べすぎていた肉をリセットしたら、体はこう変わる！

1

上半身（首のまわり、肩、背中、二の腕など）でこんもり盛り上がっていた肉が消えてスッキリとします。

お肉
足首がひきしまった!!
きのこ
海草
しょうゆ
を摂ろう！

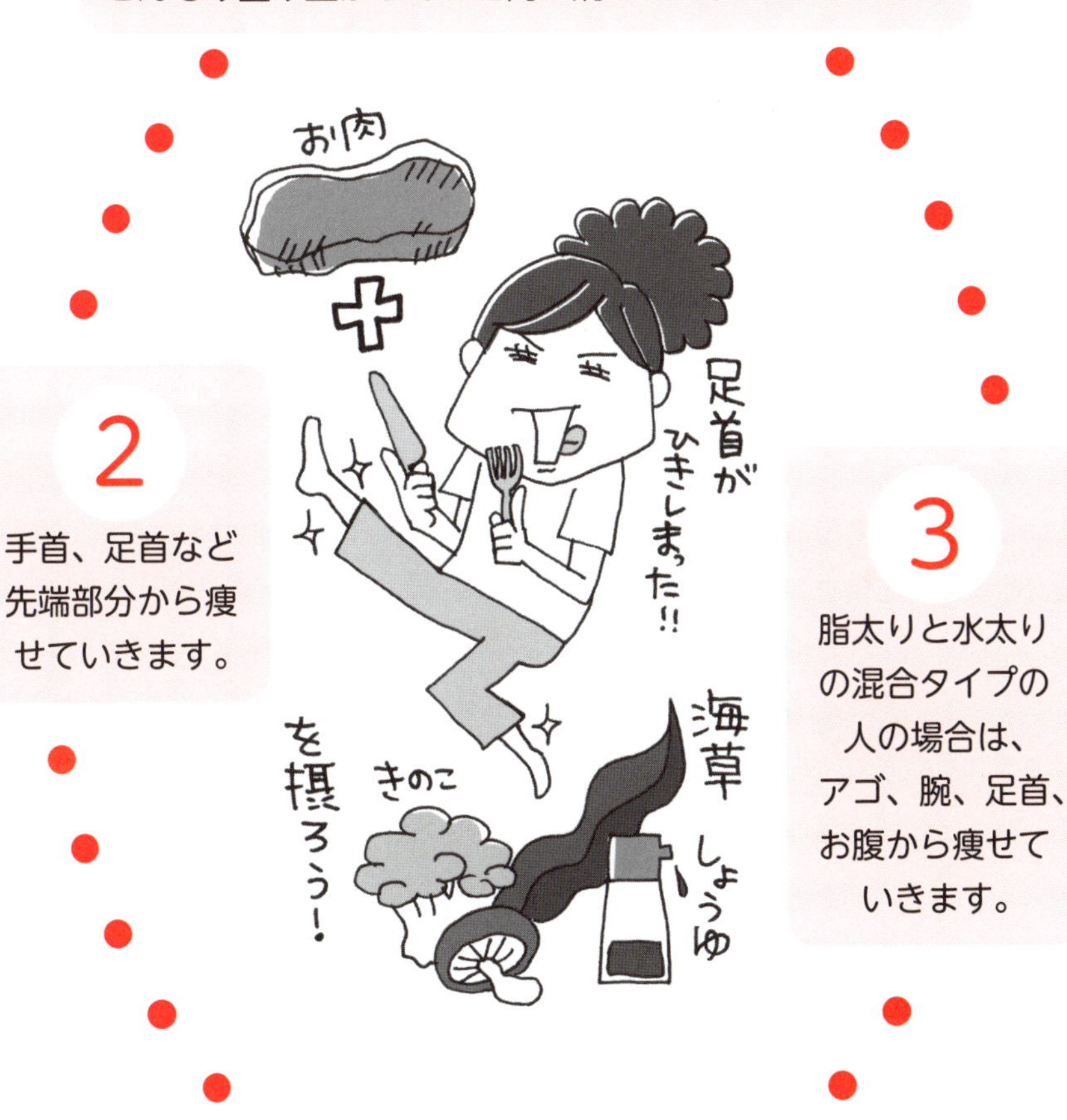

2

手首、足首など先端部分から痩せていきます。

3

脂太りと水太りの混合タイプの人の場合は、アゴ、腕、足首、お腹から痩せていきます。

4

ひじ、ひざ、足の指の関節の黒ずみ、ガサガサが解消されます。

食べグセ改善！

卵を食べすぎてきた人

卵の《陽性》エネルギーはニワトリ一羽分！

卵を頻繁に食べる

▼

体が《陽性》に傾く

▼

エネルギー過剰になり、太る

▼

さまざまな病気の原因に

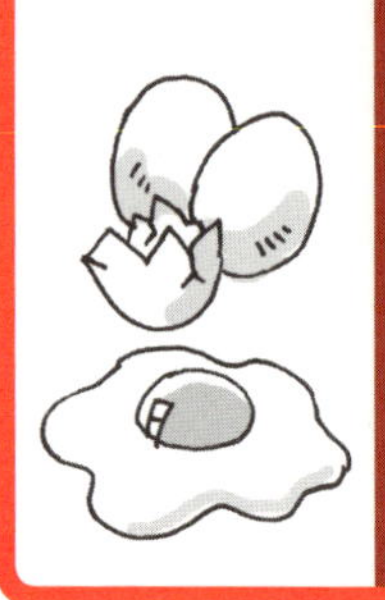

卵にはニワトリ一羽分の潜在的エネルギーが凝縮されていて、とても強い《陽性》のエネルギーを持っています。卵の状態から数か月たつと親鶏になるわけですから、ほとんど肉に近い動物性食品なのです。体をエネルギー過剰にして太りやすくし、さまざまな病気の原因ともなっていきます。「卵と乳製品、そして砂糖の摂取をやめれば、生理痛や生理不順、子宮や卵巣の病気など、女性特有の健康トラブルはほぼなくなる」という婦人科のお医者さんもいるくらいです。

卵を食べるなら週に3個が適量です

こんな食品からも卵を摂っている

- △ マヨネーズ
- △ パン
- △ プリン
- △ 茶碗蒸し
- △ 天ぷら
- △ フライ
- △ ハンバーグのつなぎ
- △ アイスクリーム

意外な料理にも卵は使われています

こういう人は要注意！

- △ 生理痛
- △ 生理不順
- △ 冷え
- × 子宮の病気が気になる人
- × 卵巣の病気が気になる人

卵は女性特有の不調や病気、肌のコンディションに影響します。△の人は週１～２個以下、×の人はできるかぎり卵をお休みしましょう

卵を食べるなら「週に3個」が適量です（健康トラブルに悩む人はもっと少なく）。ゆで卵や卵焼きや卵サンドイッチ、オムレツなど、ひと目で卵が使われているとわかるもの以外にもさまざまな料理に使われています。気づかないうちに多く摂りがちです。

マヨネーズは主に卵と酢でできていますし、パン、プリン、茶碗蒸し、天ぷらや、フライ、ハンバーグのつなぎなどにも卵が使われています。アイスクリームにはなんと、1人分に卵1個が入っていることも。

これでリセット！　卵の《陽性》エネルギーを中和する、おすすめ食品

A 辛味野菜

◎ 大根
◎ 玉ねぎ
◎ 長ねぎ
◎ ニラ
◎ トウガラシ
◎ にんにく
◎ しょうが

卵の《陽性》エネルギーを中和します

ニラやねぎを使ってオムレツやニラ玉を作るなら、野菜と卵の比率は、緑色の野菜の間から卵の黄色が見え隠れしている程度に（例…ニラ１把：卵１個）。卵料理のほかにもう一品、辛味野菜を使ったおかずがあるとベストです

B 余分なものを排泄する食品

◎ あまり甘くない果物
◎ キノコ類
◎ 葉もの野菜
◎ 根菜
◎ 海藻類
◎ 貝類
◎ みそ
◎ しょうゆ

体にたまった余分なものを排泄します

卵が大好きで、つい人よりも食べすぎてしまう…。そんな人は、上の食品を一緒に食べましょう。

Aの辛味野菜には、卵に含まれる過剰な《陽性》エネルギーを中和する効果があります。野菜たっぷりのオムレツやニラの卵とじなどをつくってみましょう。

一緒に食べるものとしては、Bに挙げたような食品もいいですね。これらには余分なものを排泄する働きがあるので、卵の食べすぎで《陽性》に傾いた体を《陰性》に持っていく効果があります。

まとめ

食べすぎていた卵をリセットしたら、体はこう変わる！

1

こんもりと盛り上がった肩のあたりがすっきりと痩せます。

2

生理痛、生理不順、冷え、セックスレスなどのトラブルが解決していきます。

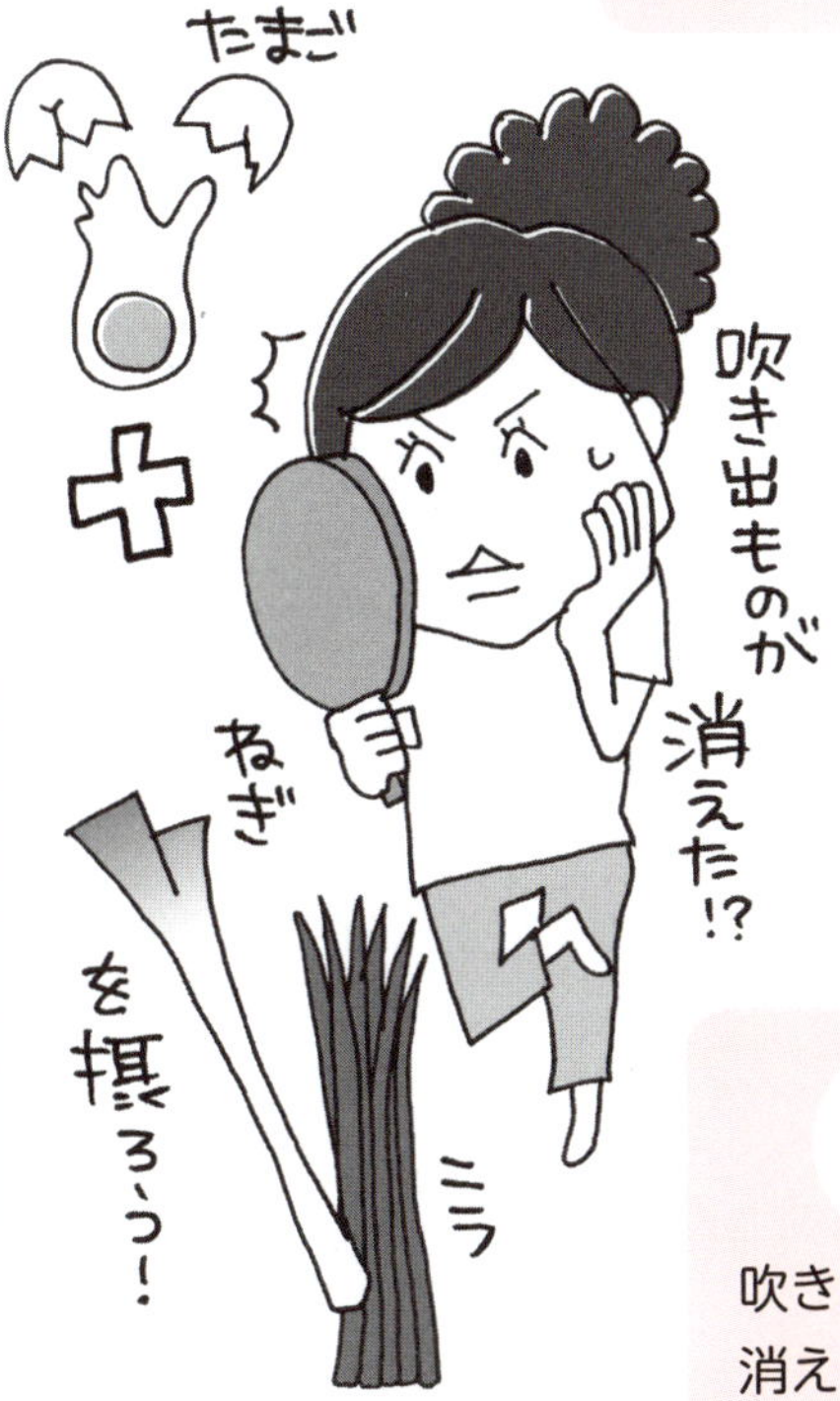

3

子宮や卵巣など女性特有の器官の病気を予防できます。

4

吹き出物が早く消えるようになり、ブツブツが出なくなります。

食べグセ改善！

炭水化物を食べすぎてきた人

ふっくらしたパンを食べすぎると、ふくらんだ体になりやすい

パンやケーキを食べる

▼

砂糖の吸収が良すぎる

▼

エネルギー過剰になる

▼

締まりのない脂肪が増える

「人は食べたものに似る」とは嘘のようで本当の話です。ふっくらしたパンやケーキなど、ふくらんだものを食べると、フワフワ、ふっくらとした体になっていきます。脂太りとか固太りとかいうのとは違い、締まりのない脂肪が全身を覆っているような感じです。

精白した小麦粉を原料とするパンは、砂糖をたっぷり使っていて、吸収が良すぎる。そして、すばやく吸収されることでエネルギー過剰となる。余分なエネルギーが脂肪となって体に蓄積されていくわけです。

同じ炭水化物でも、太り方はいろいろ。糖分が多いと太りやすい

パンやイモ類は、糖分が多い

- △ パン
- △ とくに精白した小麦のパン
- △ イモ類
- △ とくにさつまいも
- △ じゃがいも
- △ 山芋や里芋

糖分が多いさつまいもは、腎臓に負担がかかりやすく、下腹が出てくるようになります

イモ類をとるなら、海藻類も一緒に

- ○ イモ類＋昆布
- ○ イモ類＋ひじき
- ○ イモ類＋ワカメ

海藻類は、ミネラル（カルシウム、ナトリウム、マグネシウム、カリウムなど）をバランスよく含んでいる優良食材。ナトリウム不足になった体のバランス回復に役立ちます

お米はどれだけ食べても太らない

- ○ お米（おかずに脂ものを食べすぎなければ）
- △ おもち
- △ おこわ

おもちやおこわは、痩せすぎの人や「もう少し胸があれば…」という方にはおすすめ

「イモは野菜では？」と思う方もいらっしゃるでしょうか。南米では主食としていることからもわかるように、イモは栄養分としては炭水化物です。パンと同じく糖分が多いので、体がゆるんで太りやすい食品です。

イモ類に含まれるカリウムは、体を温める作用のあるナトリウムを強力に排泄する働きがあります。そのため体が冷えて汗が出にくくなり、頻尿や軟便という症状も引き起こします。

同じ炭水化物でも、お米はどれだけ食べても太るということがありません。

炭水化物を食べながらダイエットするときのおすすめ食品

A どうせなら「無精白」に変えてみる

○ 雑穀米 > 白米
○ 全粒粉タイプ > 精製した小麦

精白していない炭水化物なら、おかずも脂ものがなくて平気なのでムリなくダイエットができます。主食を変えるだけでも、だいぶ違ってきますよ

B スープやシチューを一緒に食べる

◎ 炭水化物＋野菜スープ
（じゃがいも、玉ねぎ、にんじんなど）

栄養バランスと陰陽バランスの両方を整える。ただし、じゃがいもは、食べすぎると生理痛を起こしやすいので要注意。単品に偏るのではなく、どの具もまんべんなく食べていれば問題はありません

C 苦味や辛味のある食べ物を一緒に食べる

○ 炭水化物＋ゴボウ、ゴーヤ、フキノトウなど
○ 炭水化物＋グレープフルーツ
○ 炭水化物＋ウナギの肝
○ 炭水化物＋大根、玉ねぎ、長ねぎ、ニラなど
○ 炭水化物＋トウガラシ、にんにく、しょうがなど

おすすめ料理

◎ うどん＋ミョウガ、あさつき、ネギなどの薬味、大根おろし

うどんはタンパク質が豊富なので、辛味野菜をたっぷり添えて食べましょう

「炭水化物が大好き！」ということ自体は良いことです。なので、同じ炭水化物でも、白米や精白した小麦ではなく玄米や雑穀米、全粒粉タイプのものに変えるなどの工夫をしてみては。

また、Bの野菜を一緒に食べると、栄養バランスと陰陽バランスの両方を整える効果があります。ごはんにはお茶ではなくみそ汁、パンにはコーヒーでなく具だくさんスープやシチューを一緒に摂るようにしましょう。ほかにCのような食べ物にも小麦タンパクを消す働きがあります。

まとめ

炭水化物は陰性でも陽性でもありません

同じ炭水化物でも
白米
より
玄米
白パン
より
全粒粉のパン

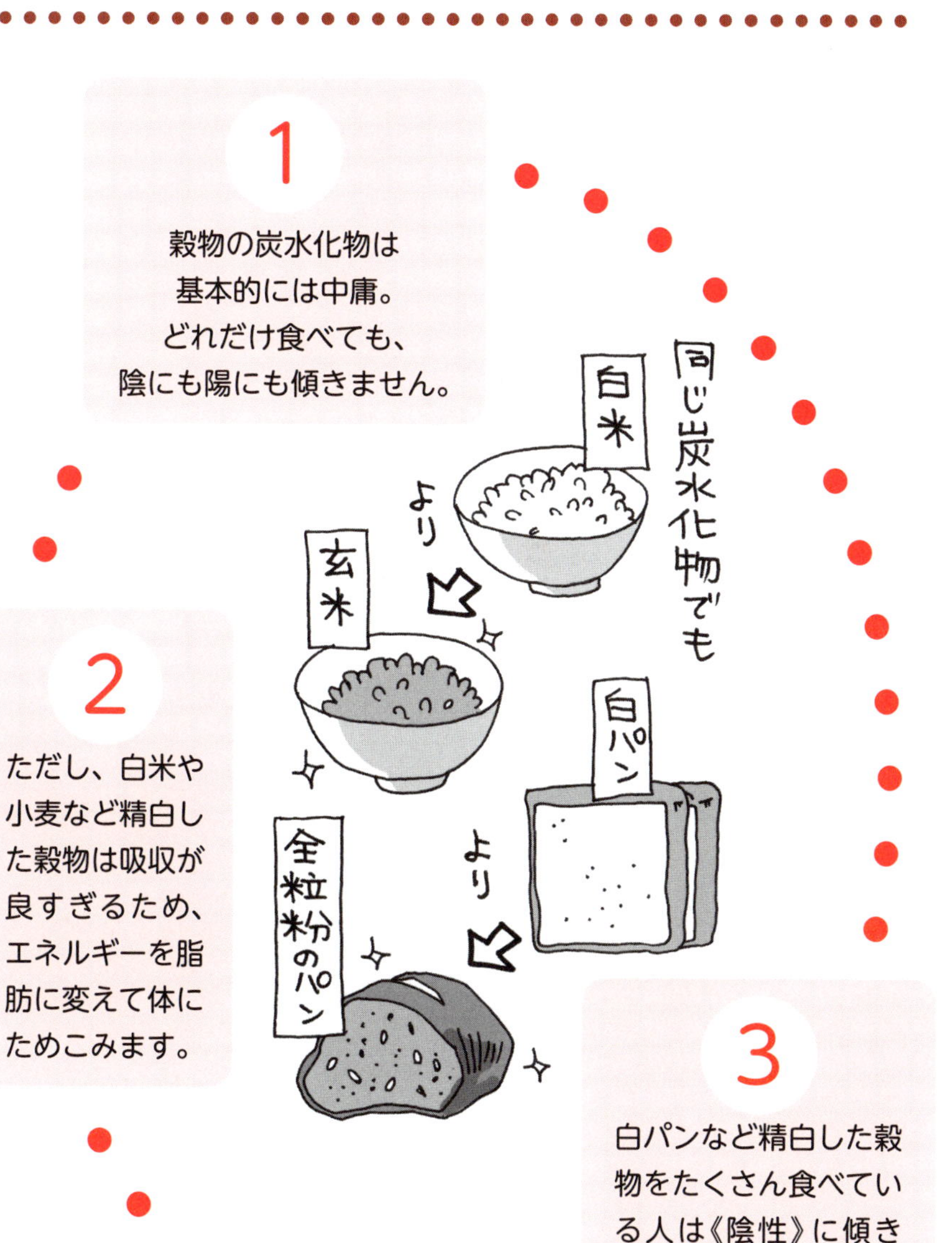

1

穀物の炭水化物は
基本的には中庸。
どれだけ食べても、
陰にも陽にも傾きません。

2

ただし、白米や小麦など精白した穀物は吸収が良すぎるため、エネルギーを脂肪に変えて体にためこみます。

3

白パンなど精白した穀物をたくさん食べている人は《陰性》に傾きがちです。その場合は、海藻や魚介類を食べると中和できます。

食べグセ改善！

乳製品を食べすぎてきた人

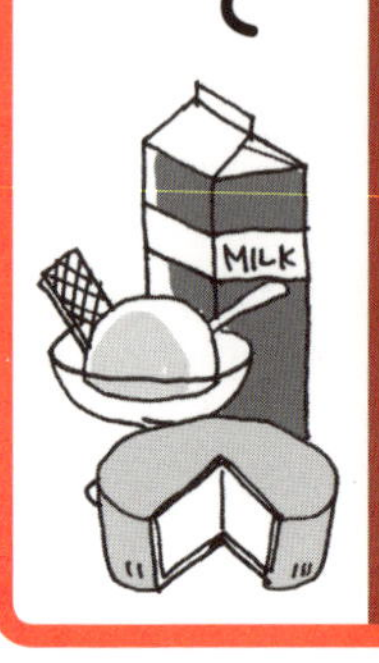

牛乳も洋菓子も乳製品も大好き！だとしたら体はゆるむ一方です

牛乳を摂りすぎる

洋菓子や乳製品も好き

▼

二の腕、お腹などがたるむ

▼

乳脂肪と砂糖の両方を摂りすぎエネルギー過剰になる

▼

どんどん水太りに

乳製品の中でも特に牛乳は体をゆるませる働きがあるので、摂りすぎると《陽性》《陰性》どちらの体質でも、二の腕、お腹、お尻、内臓などがたるんできます。

さらに、バターをたっぷりと使った料理やお菓子、生クリーム、プリン、アイスクリーム、ヨーグルト、カフェオレ、ミルクティーなども大好きなると、乳脂肪と砂糖の両方を摂りすぎです。《陽性体質》で脂太りの人はゆるんでふっくらした体型になり、もともと《陰性体質》の人はますますぷよぷよと水太りに。

日本人にチーズをおすすめできない、3つの理由

動物性食品なので、体の中にかたまりをつくりやすい

乳房や子宮などにしこりができてしまうことも

食べすぎると日本人の体質に合わない

チーズは動物性食品なので、食べすぎると体の中にかたまりをつくりやすく、乳房や子宮や卵巣などにしこりができてしまうこともあります。チーズはカルシウム豊富で吸収が良いので健康のためにたくさん食べている、という人も多いかもしれません。けれど元来ヨーロッパなどの乾燥地帯で食べられてきたもの。日本人の体質に合わないので、食べすぎると消化不良になることも。

チーズは嗜好品と考え、たまに少々食べるくらいのほうがよいでしょう。

これでリセット！　乳製品でゆるんだ体を引き締める、おすすめ食品

A ゆるんだ体を引き締めるには

◎ じゃがいも、玉ねぎ、にんじんなど
（スープやシチューの具に使われる食べ物）

◎ トマト、ピーマン、マッシュルームなど（ピザの具に使われる食べ物）

過剰な動物性脂肪を中和します

B チーズやバターなど脂肪を多く含む乳製品の摂りすぎには

→「肉を食べすぎてきた人」の食べグセ改善を参照（P86へ）。

C 牛乳やアイスクリームなど甘い乳製品の摂りすぎには

◎ アサリやシジミのみそ汁

◎ 玉ねぎやキャベツのみそ汁

陰性に傾いた体を陽性に持っていきます

乳製品の摂りすぎでゆるんだ体を引き締めるには、過剰な動物性脂肪を中和し、糖分と水分を外に追い出す食品が効果的です。Aに挙げたスープやシチュー、ピザなどに使われる食べ物に中和作用があります。

乳製品の中でも、Bのようなチーズやバターなどは脂肪を多く含む《陽性》の食べ物です。

一方、Cのような牛乳や、アイスクリームなどの甘い乳製品は、体が《陰性》に傾いてしまいます。《陽性》の食材を使ったみそ汁を食べると、中和されます。

まとめ

食べすぎていた乳製品をリセットしたら、体はこう変わる！

1

二の腕、お腹、お尻など、全体が引き締まっていきます。

2

疲れやすい、やる気が出ない、といった悩みが消えていきます。

3

シミ、シワなども徐々に薄くなっていきます。

乳製品
MILK
ひきしまってきた？
具だくさんシチュー
ピザ
にして摂ろう！

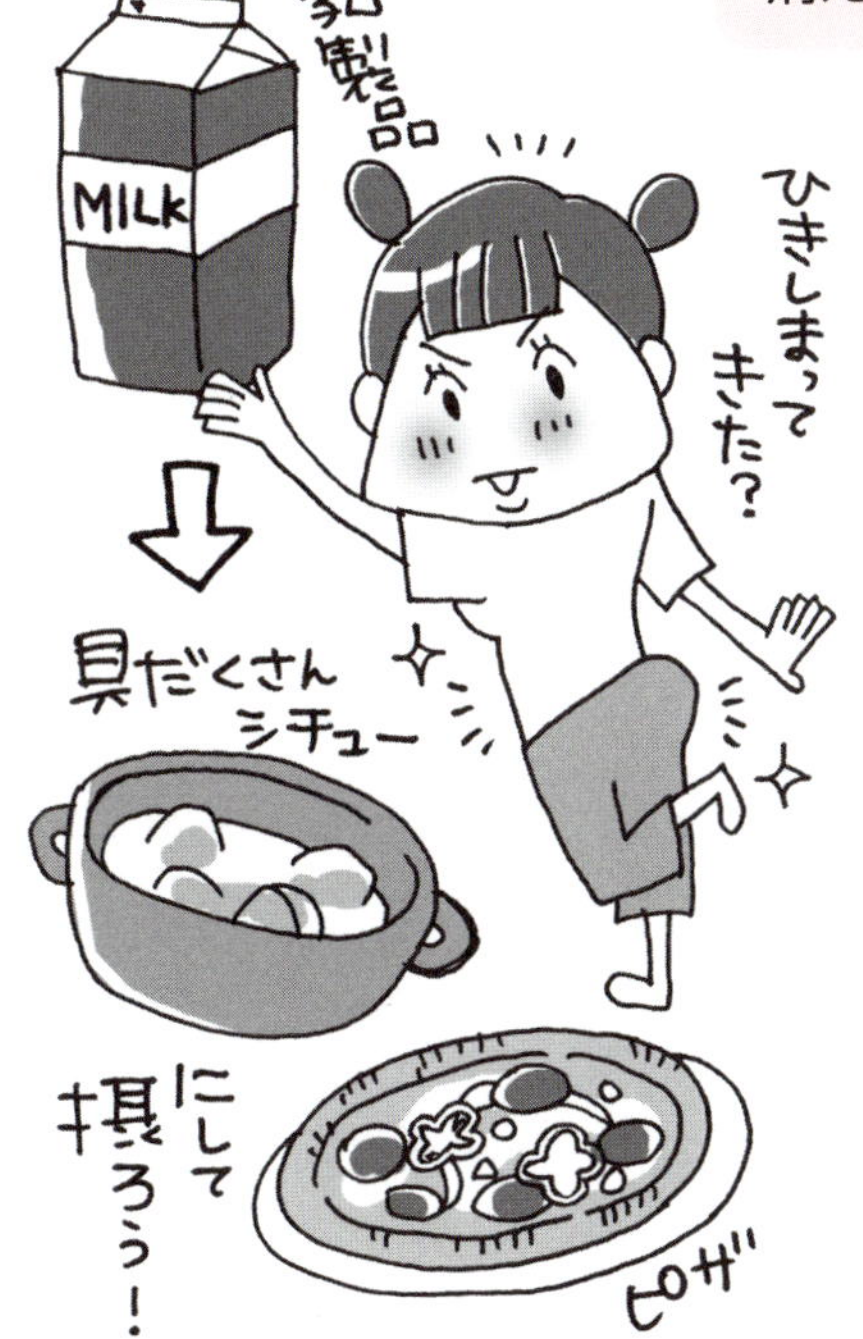

4

生理痛、冷えなどが解消するだけでなく、生殖器系の病気の予防にもなります。

食べグセ改善！

豆類やナッツを食べすぎてきた人

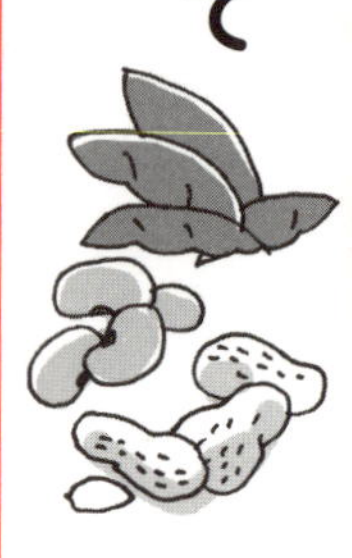

ナッツが好きなのは「隠れウツ」のせい？

砂糖の摂りすぎ

「隠れウツ」に

体がビタミンBやEを欲しがる

ナッツ類を食べすぎる

最近は、若い男性に落花生などのナッツ好きが増えているようです。理由はおそらく、砂糖の摂りすぎで「隠れウツ」のような状態になっているから。精神安定作用があるビタミンB・Eを多く含むナッツに思わず手が出るのでしょう。

でもナッツや豆類を食べすぎてしまうと、男性はオシッコのキレが悪くなり、女性は生理痛や生理不順などにつながることも。

また日本人は豆好きで、大豆、枝豆、空豆、えんどう、黒豆、ウグイス……さまざまな豆をよく食べます。

ヘルシーなように見えて害になることもある、大豆食品やスナック豆

大豆製品も摂りすぎはNG

△ 豆乳の飲みすぎ

△ 豆腐の食べすぎ

△ 納豆の食べすぎ

大豆製品は、みそやしょうゆで十分です

スナック豆は油と塩と砂糖がいっぱい

△ スナック豆

△ ナッツ類

△ ピーナッツ

△ マカデミアナッツ

植物性脂肪を多く含む高カロリー食品である上に油、砂糖、塩、化学調味料で味付けされている場合がほとんどです

ただ、豆類を食べすぎると白い吹き出物や赤いブツブツが出やすくなります。

大豆に含まれるイソフラボンが女性ホルモンと似た働きをすることから、積極的に食べているという人は多いでしょう。けれど、卵巣や子宮や乳房など女性特有の器官に強い影響を及ぼしたり、がんなどの病気を引き起こす危険も。

日本人はみそやしょうゆなど大豆製品を食べる機会が多いので、豆類はもう十分です。豆乳、豆腐、納豆などの食べすぎはかえって害になることがあるのです。

これでリセット！
豆類食べすぎさんにおすすめの食べ物

A 辛味野菜

- ◎ 大根
- ◎ 玉ねぎ
- ◎ ニラ
- ◎ トウガラシ
- ◎ にんにく
- ◎ しょうが

植物性脂肪を分解します。とくに大豆タンパクを分解する手助けになるのでおすすめです

B 海藻類や酸っぱいもの

- ◎ 海藻類
  (ワカメやひじき、昆布など)
- ◎ 柑橘系のフルーツ
- ◎ 梅干し
- ◎ 酢

植物性タンパク質の過剰を抑えてバランスをとります。豆類を摂りすぎて《陰性》に傾いた体は、海藻で《陽性》に調和させましょう。果物はあくまでも少量で

C 自然の海の塩

- ◎ 民間の塩田でつくられた自然の海の塩

化学的に処理された精製塩は吸収が良すぎて体に負担がかかります。塩を摂るなら質のいいものを

ピーナッツ、マカデミアナッツなどのナッツ類は、植物性脂肪を多く含む高カロリー食品です。その上、油で加工されていたり砂糖や塩や化学調味料で味付けされている場合がほとんど。

それでも、摂る塩の質が良くなると、腎臓や肝臓など内臓にかかる負担がぐっと軽減されます。体の水ハケも良くなって、太りにくい体になっていきます

豆類やナッツを摂りすぎたら、植物性タンパク質の過剰を抑えてバランスをとる食べ物や植物性脂肪を分解するものを食べましょう。

まとめ

食べすぎていた豆類をリセットしたら、体はこう変わる！

1

たるみがなくなり、
全身が引き締まってきます。

2

吹き出物、かかとのガサガサなど、美容トラブルが解決します。

3

生理痛や生理不順、子宮や卵巣など女性特有の器官の病気の予防になります。

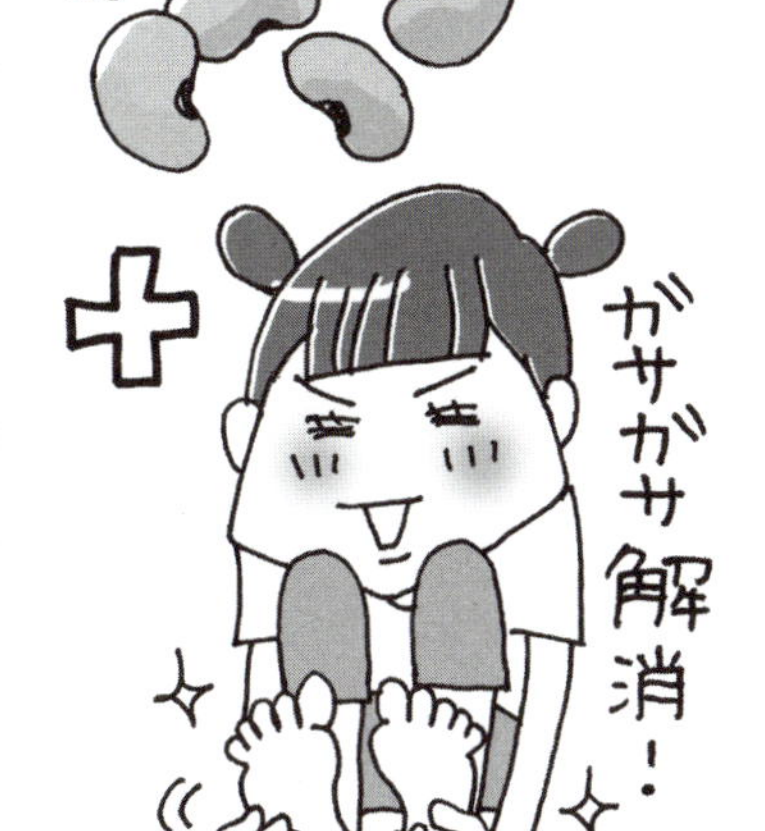

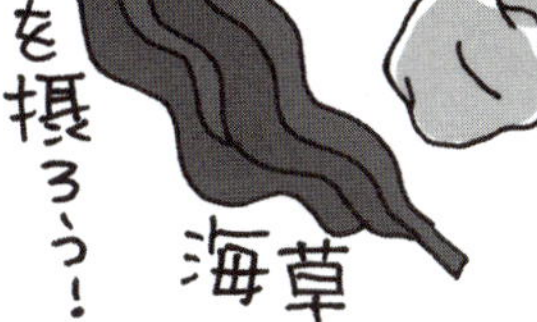

食べグセ改善！

お酒を飲みすぎてきた人

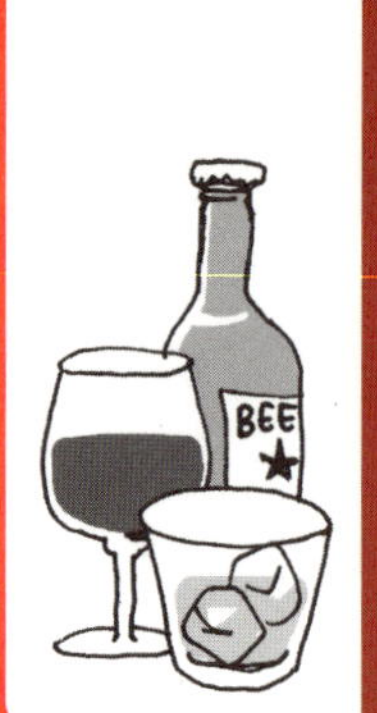

お酒は砂糖と同じで習慣性あり。まずは「肉」から減らす作戦を

塩味が濃い　／　肉を食べすぎる

▼

お酒を飲みすぎる

▼

吸収が良すぎる

▼

気分が鬱々…　／　むくみや水太りに

ビール、ワイン、ウイスキー、日本酒などすべてのお酒は、精製された砂糖と同様、体への吸収がものすごく良く、だから酔うのです。「飲まずにいられなくなる」という習慣性がある点も砂糖と同じです。

適度に摂るぶんには良い気分転換になりますが、摂りすぎるとかえって気分が鬱々としてきます。体はゆるみ、水分過剰になってむくみや水太りの原因にも。

お酒をやめたい、もう少し減らしたい人は、塩味を薄めにしたり、肉を食べる量を減らすことが大切です。

「おつまみ」にひと工夫！でお酒だってOKに①

A 香味野菜

- ◎ 大根
- ◎ 玉ねぎ
- ◎ ニラ
- ◎ トウガラシ
- ◎ にんにく
- ◎ しょうが

発汗作用と利尿作用があり、体内にたまっている糖分と水分を追い出すのに効果的

B 塩辛いもの、酸味のあるもの

- ◎ 魚の内臓
- ◎ 貝類
- ◎ 海藻類
- ◎ みそ
- ◎ しょうゆ
- ◎ 酢

腎臓と肝臓の働きを守る効果があります

C おすすめのおつまみ《和風》

- ◎ イカの塩辛
- ◎ ぬた
- ◎ ワカメの酢の物

ワインを飲むときなどはつまみを洋風にアレンジしても

お肉をいっぱい食べると体がカッカと熱く燃え、その熱を「少し冷やしたい」という欲求から、水気の多いものを口にしたくなります。お酒も水分の一種で、しかも習慣性があるため、飲める人は水よりお酒に手が伸びてしまうわけです。

3日でよいので、まずはお肉や魚をやめて、体の欲求のもとを少し減らしましょう。それからお酒の量をコントロールしていくほうがやりやすいと思います。

また、一緒に食べるつまみを工夫することで、お酒の悪影響を緩和できます。

「おつまみ」にひと工夫！で お酒だってＯＫに②

E おすすめのおつまみ《ビールに》

◎ シャキシャキした玉ねぎとキムチ
◎ ワカメ（またはアサツキ＋エシャロットなど辛味野菜）の酢みそ和え
◎ 焼きネギ、厚揚げのネギみそ焼き

肺と大腸の働きを守ってくれます

F 飲みすぎた翌朝は

◎ 貝類
◎ シジミやアサリのみそ汁
◎ おでん

《陰性》に傾いた体を《陽性》に持っていきます

G 二日酔いのときは

◎ みかんなど柑橘類
◎ あさりのみそ汁
◎ 生姜紅茶（を飲み風呂に入る）
◎ グレープフルーツジュース
◎ 練り梅と生姜入り番茶

肝臓を守りながら排便を促します

ビールの苦味は肺と大腸の働きを弱めるので、Ｅのようなおつまみを一緒に摂るといいですね。

翌朝「ああ、飲みすぎた」と疲労感や脱力感が強いときは、貝類がおすすめ。シジミやアサリのみそ汁を飲むと、お酒の飲みすぎで《陰性》に傾いた体を《陽性》に持っていきます。おでんにも同様の効果があり、しょうゆ、魚のすり身、昆布、大根などが一気に摂れるので、利尿しながら足りないものを補えます。二日酔いにはみかんなど柑橘類が良いですよ。

まとめ

お酒の飲みすぎを改善すると、体はこう変わる！

おすすめのおつまみ
おでん
いかの塩辛
ワカメの酢の物

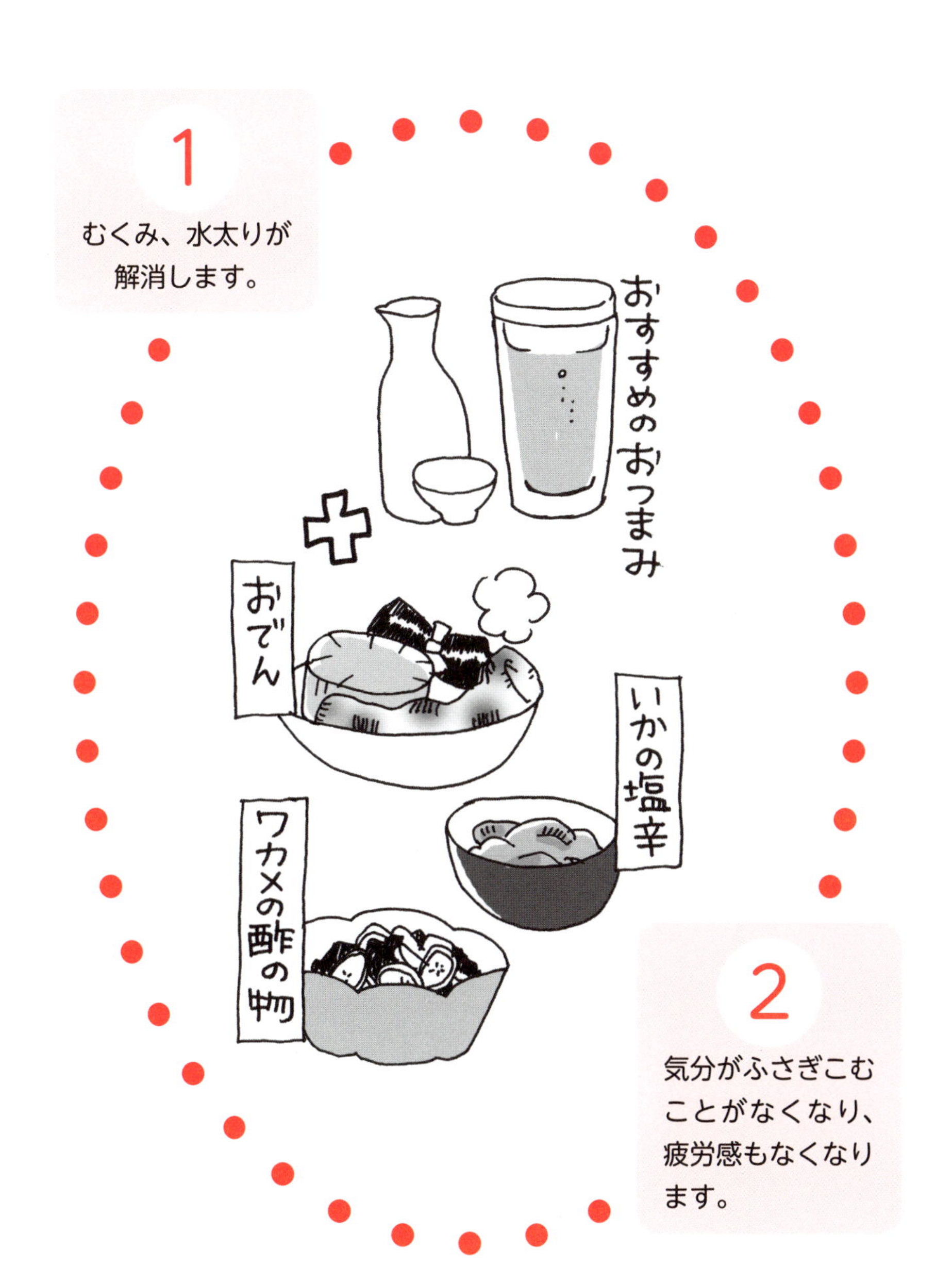

1
むくみ、水太りが解消します。

2
気分がふさぎこむことがなくなり、疲労感もなくなります。

食ベグセ改善！

水分を摂りすぎてきた人

いつも飲み物が手放せないのは「肉」や「油」が原因です

肉や油を摂りすぎる

▼

体が熱くなる

▼

熱を冷ましたくなる

▼

水分が欲しくなる

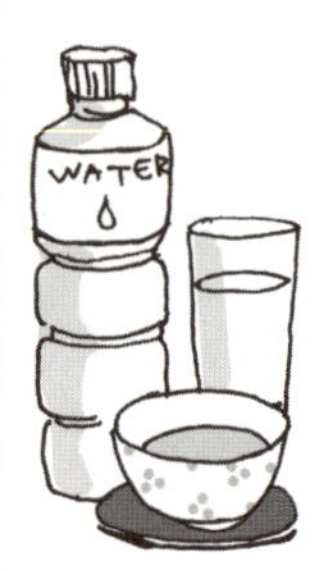

しょっちゅう水分を摂りたくなるのは、熱を少し冷ましたいと体が要求しているからです。むやみに水分摂取量は減らせませんから、まずは肉と油を摂る量を少なくし、それから水分量を調整していきます。

清涼飲料水やジュースは糖分が多量に含まれ、飲みすぎると確実に太ります。では無糖ならいいかというと、実はそうでもないのです。味のついている飲み物はどれもそれぞれの性質を持っています。例えば緑茶には強い利尿作用があり、尿が出ると体は冷えます。

水、緑茶、コーヒー、紅茶、ジュース…水分の上手な摂り方

砂糖抜きなら何でもOKというわけではない

- △ 緑茶
- △ コーヒー
- △ 麦茶
- △ ウーロン茶
- △ 玄米茶
- △ ハーブティー

それぞれ甘味・苦味・渋味などの働きがあり、陰陽バランスを崩しやすいので注意を

《陽性体質》なら酸味のある果汁で脂肪燃焼

- ○ オレンジジュース
- ○ レモンジュース
- ○ グレープフルーツジュース
- ○ 黒酢ドリンク
- ○ メカブジュース

量は１日にコップ半分程度。飲みすぎは逆効果です

水道水を飲むなら浄化して

①浄水器か、活性炭フィルターを通す
②ボトルなどに汲み置きしておいたものを飲む
③広口ボトルやポットの中に炭を入れておくだけでもOK
④毎晩、翌日に飲むぶんだけ汲み置きしておく

炭は、水道水に含まれるさまざまな化学物質を吸着してくれます。雑菌が繁殖しないよう、翌日飲むぶんだけを汲み置きしましょう

たまに魚を食べた後に緑茶1杯、肉を食べた後にコーヒー1杯くらいなら問題ありませんが、毎日何杯も飲み続けていると、体は冷え性になっていきます。

そういう力を持っていないのは唯一、水だけです。

《陽性体質》の人なら、酸味のある果汁を飲むと脂肪が消え、ダイエット効果が高まります。けれど、コップ1杯のオレンジジュース＝6～7個のオレンジを摂っているのと同じこと。糖分で虫歯ができたり水太りする結果に。量はコップ半分程度にしましょう。

これでリセット！
水分摂りすぎさんにおすすめの食べ物

A 余分な水分を追い出す食べもの

◎ 小豆のゆで汁
◎ おかゆ

体を冷やさずに利尿する効果があります

B 苦味がある野菜や果物

◎ ゴボウ
◎ ゴーヤ
◎ フキノトウ
◎ ウド
◎ グレープフルーツ

苦味には体の湿り気を乾かす働きがあります

C 苦味のある食品や飲料

◎ 焼き魚の内臓
◎ 野菜・パン・ごはんのおこげ
◎ 鉄火みそ
◎ ビール
◎ 玄米を煎った穀物コーヒー
◎ タンポポコーヒー
◎ みそ焼きおにぎり

体内にたまっている余分な水分を追い出す食べ物といえば、小豆のゆで汁や、おかゆが代表的です。これらには、体を冷やさずに利尿する効果があり、上手に水分を排出してくれます。

また、Bに挙げたゴボウやゴーヤ、フキノトウ、グレープフルーツといった、野菜や果物の中でも苦味があるものや、Cに挙げた焼き魚の内臓など、苦味のある食品や飲料。

これらの「苦味」には体の湿り気を乾かす働きがあるので、よけいな水分を追い出してくれます。

まとめ

摂りすぎていた水分をリセットしたら、体はこう変わる！

1

むくみが取れ、体が軽く感じられるようになります。

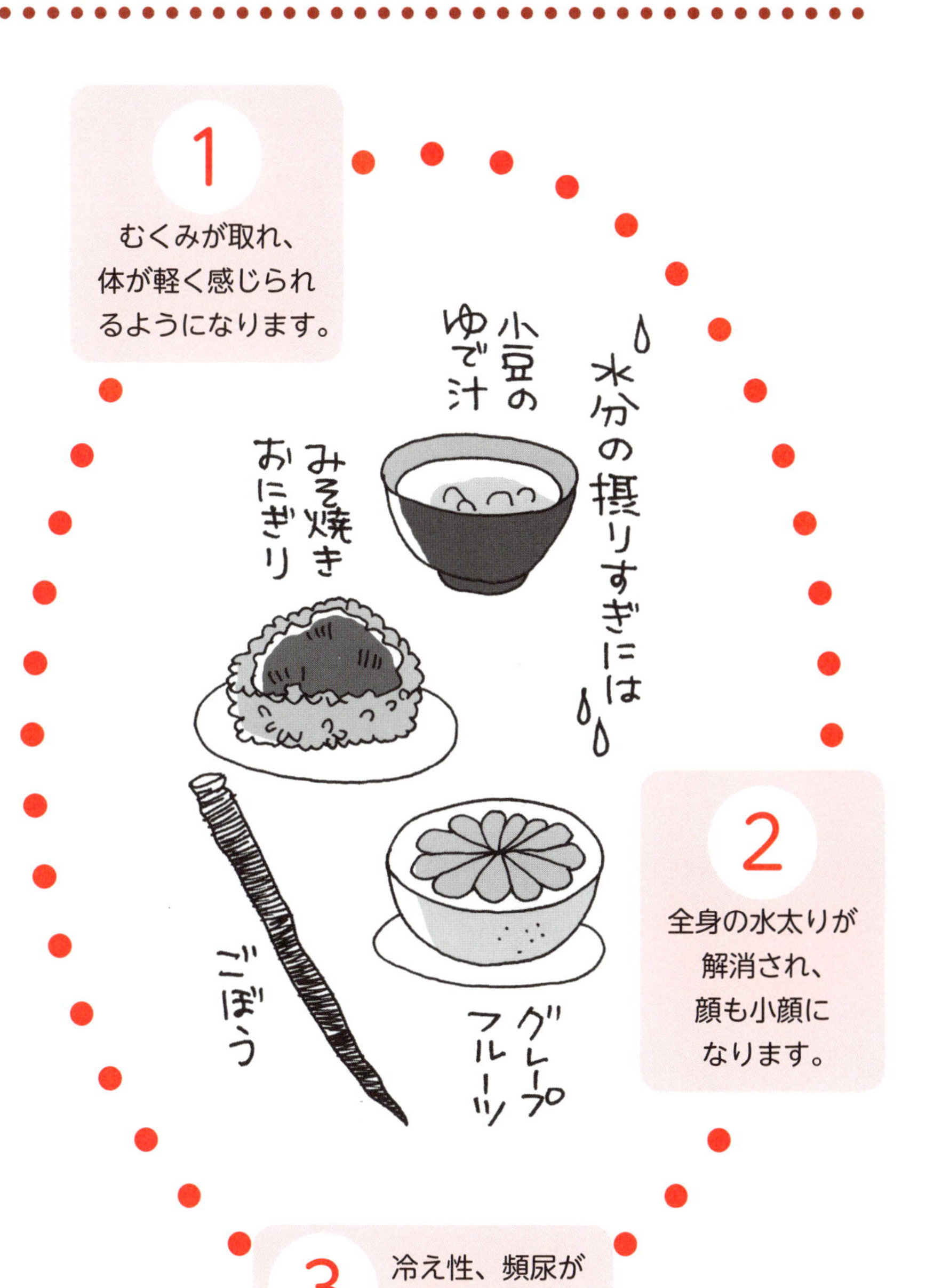

2

全身の水太りが解消され、顔も小顔になります。

3

冷え性、頻尿が改善されます。

Column 4

ファストフードより、町の食堂へ

手早くお腹が満たせることから、ハンバーガーなどのファストフードやコンビニ弁当、ポテトチップスなどのジャンクフードをつい食べてしまう。体に良くないとわかっていても、なぜかあの味がクセになってしまった、ということはありませんか。

クセになってしまう理由は、過剰な油と塩分、化学調味料に習慣性があるからです。これらの成分は腸内細菌のバランスを壊し、肥満や肌荒れの原因となります。

また、保存料や着色料などの添加物は、汗や尿などと一緒に排泄されにくく、体にたまっていく一方です。確実に毒消しができる対処法は何もないのですから、はじめから食べないことがいちばんです。

忙しい現代、毎日自分で３食作るのは大変かもしれませんが、だからといってファストフードやコンビニ弁当で済ませるのはやめましょう。

それなら、町の小さなそば屋さんや和食のお店で手づくりの温かい料理を食べるほうが、何倍もおいしく、体にもいいですね。最近は玄米など自然食が食べられるお店も多くなりました。外食も上手に取り入れていきたいものです。

5章

おまけに♡

「食べグセ」を直したらキレイもついてきた！

うるつや美髪に

食べグセを直すと、髪もキレイになる！

白髪が増えたり、髪がパサついたり、枝毛が多かったり…。髪が不健康だと、全体の見た目まで、不健康で老けた印象になります。

このように髪の美容や健康状態にトラブルがあるときは、タンパク質、脂肪、ミネラルといった栄養バランスだけでなく、陰陽バランスが崩れていることも多いのです。

ツヤ、ハリ、コシがあって美しく輝く髪のために、ぜひ摂ってほしい食品と避けたい食品を、陰陽五行に基づいてリストアップしました。参考にしてください。

髪のトラブル別

おすすめの食べ物＆NGの食べ物①

白髪

体が陽性に傾いているか、逆に陰性食品を摂りすぎると白髪になりやすくなります。また、血液の状態がドロドロだと若白髪の原因に。

摂りたい食品

陽性の人の場合：緑黄色野菜、小豆、大根、黒豆、柑橘類

陰性の人の場合：ひじき、昆布、ゴマ、黒豆

避けたい食品

陽性の人の場合：塩分が多くて味付けの濃い食品、肉、油脂

陰性の人の場合：コーヒー、甘いもの

くせ毛

黒いくせ毛の場合は、体が陰性に、赤毛や茶色のくせ毛の場合は、体が陽性に傾いています。時間がかかるので気長に食事改善を続けましょう。

摂りたい食品

黒いくせ毛：根菜類と海藻類

赤毛や茶色のくせ毛：青菜

避けたい食品

黒いくせ毛：炭水化物、果物

赤毛や茶色のくせ毛：動物性の油脂、塩気の多い食べ物

髪のトラブル別
おすすめの食べ物＆NGの食べ物②

パサつく
良質の陰性食品（野菜）とミネラル成分が不足しているとパサつきます。

摂りたい食品
色の濃い緑黄色野菜、リンゴや柑橘類、海藻類、ゴマ

避けたい食品
コーヒー、甘いもの、揚げ物、脂たっぷりで味の濃い料理

ベトベト脂っぽい
髪がべとつくときは肉や魚の脂、調理油の摂りすぎが考えられます。

摂りたい食品
キノコ類、大根、しょうが、みかんなどの柑橘類

避けたい食品
牛乳・チーズなどの乳製品、卵、肉、赤身の魚

フケが多い
肉や魚に乳製品とパン、といったメニューに甘いものも加わると、フケの原因になります。

摂りたい食品
ゴボウ、玉ねぎ、しょうが、大根、リンゴ

避けたい食品
乳製品、パン、調理油、ナッツ、甘いもの

枝毛・切れ毛
陰性の食品は、細胞を広げ、分裂させる作用があるため枝毛をつくりだします。

摂りたい食品
海藻類、ゴマ、大根、しょうが、玉ねぎ、長ねぎ

避けたい食品
甘いもの、辛いもの、カフェイン、果物

抜け毛
前頭部は甘いもの、辛いもの、揚げ物が、頭頂部は肉・卵・乳製品などが原因。

摂りたい食品
海藻類、大根、しょうが、玉ねぎ、長ねぎ

避けたい食品
甘いもの、脂っこい食べ物、動物性の脂肪、果物、香辛料

寝ぐせ、髪が絡まる
寝ぐせは陰性の飲食物が、髪が絡まりやすくなるのは塩気の摂りすぎが原因。

摂りたい食品
寝ぐせ：海藻類
髪の絡まり：小豆、ウリ科の野菜

避けたい食品
寝ぐせ：チョコレートやお酒
髪の絡まり：塩気の多い食べ物

爪も体も健康に

食べグセを直すと、爪のトラブルがなくなる！

爪に現れるさまざまな美容トラブルは、食べグセが原因となって起こる臓器の不調を表しています。ＳＯＳ信号を見逃さずに、早めに対処していきましょう。

それが美しい爪を保つ秘訣であり、ひいては体の健康を守ることにもつながります。

ちなみに、指と内臓には深い関連性があり、手の指の場合でいうと、親指＝肺、人差し指＝大腸、中指＝循環器系、薬指＝ホルモン、小指＝心臓というように、それぞれの指と内臓が対応しあっています。

爪のトラブル別

おすすめの食べ物＆NGの食べ物①

巻き爪

過剰な塩分、または酢や動物性食品の摂取により、爪が締まって内側に巻くことがあります。こうなっているときは、肝臓と胆嚢が不調です。

摂りたい食品

玉ねぎ、大根、ゴボウ、とうもろこし、そば、里芋、小豆、かぼちゃ、じゃがいも、しいたけ、しょうが、にんにく、ねぎ

避けたい食品

塩気の多い食べ物、お酢の常用、肉やマグロ、カツオなどの赤身魚の摂りすぎ

爪がはがれる

ミネラル不足。爪が剥離している状態を放っておくと、消化不良によるお腹の張り、疲労感、生理不順、憂うつ、不眠症などを引き起こします。

摂りたい食品

梅干し、加熱したリンゴ、ゆず、レモン、大根、里芋、ゴボウ、海藻類

避けたい食品

甘い果物、砂糖、清涼飲料水など

爪のトラブル別

おすすめの食べ物＆NGの食べ物②

タテに線が出る

塩分の摂りすぎ、野菜不足が原因。肝臓や腎臓の働きが弱っているサインです。

摂りたい食品
梅肉エキス、酸味のきいた果物、あんず、ゴマ、少量のナッツ類

避けたい食品
塩辛い食べ物、甘いもの、パン

横に筋が出る

炭水化物や塩分の摂りすぎと、豆類など良質なタンパク質と油脂の不足が原因。

摂りたい食品
主食のごはん、少量のおかず、みそ汁をきちんと摂りましょう

避けたい食品
外食、できあいのお惣菜やお弁当、ファストフード

白い点が出る

砂糖、お酒など糖分の摂りすぎが原因。不眠、生理痛なども引き起こします。

摂りたい食品
昆布、ひじき、梅干し、病的な症状がある場合は小魚（少量）も

避けたい食品
甘いもの、果物、カフェイン、アルコール類

爪が反っている

糖分の摂りすぎが原因。循環器系や肝臓、腎臓、生殖器が弱っているサイン。

摂りたい食品
梅干し、昆布、ワカメ、ひじき、春菊、玉ねぎ、大根、里芋、ゴボウ

避けたい食品
甘いお菓子、砂糖を使った食品。糖分の多い果物

爪が欠ける

陰性の飲食物が原因。循環器、肝臓、生殖器、神経系の不調をあらわすサイン。

摂りたい食品
昆布、ひじき、梅干し、病的な症状がある場合は小魚（少量）も

避けたい食品
甘いもの、果物

白い半月が小さい、またはない

体の冷えにより新陳代謝が悪くなっている状態です。

摂りたい食品
豆類、海藻類、玄米、みそ汁や海藻スープ。おかずは少なめに

避けたい食品
砂糖、精白米、白パン

整った美人顔に

食べグセを直すと、顔だちまで美しく大変身！

目・鼻・唇といった顔の状態を見れば、食べグセや体調がわかるということは、2章でお話しました。

逆に言えば、毎日食べたり飲んだりしているものを変えれば、顔の状態も変わってくる、ということです。当然、偏った食べグセを整えれば、顔つきも整ってきますし、毛穴の開きや目の下のクマなどのトラブルも改善します。

ここでは、望診法の初心者でも適切な判断と対処をすることができる、わかりやすい事例をピックアップし、ご紹介します。

顔のトラブル別

おすすめの食べ物＆NGの食べ物①

鼻の毛穴が開いている

肉、卵、チーズが好きな人は、辛い味付けなど、発汗を促すものを好むため、毛穴が開いてきます。さらに毛穴に脂肪がたまり、黒ずみも目立つことに。

摂りたい食品

毛穴の引き締め：かぶ、ゴボウ、玉ねぎ、昆布、ワカメ、酢

毛穴にたまった脂肪をとかす：大根、しょうが、乾燥キノコ

避けたい食品

アルコール類、香辛料、熱帯の果物、砂糖、肉（特に鶏肉）、卵、チーズ

目の下がふくらんでいる

陰性の人の場合、水分・果物・甘いものの摂りすぎが、陽性の人の場合、脂肪の多い食事が原因。いずれも体にナトリウムがたまりやすくなります。

摂りたい食品

切り干し大根、白菜、しいたけ、粘りのある食品（山芋・里芋・とろろ）

避けたい食品

陽性の人の場合：肉、乳製品、脂肪、糖分、精白小麦粉

陰性の人の場合：甘いもの、果物、ジュース

顔のトラブル別

おすすめの食べ物＆NGの食べ物②

目の下にクマが出ている

寝不足や疲労、腎臓の機能低下のほか、果物や甘いもの、塩分の摂りすぎが原因のことも。

摂りたい食品

昆布、ひじき、梅干し。病的な症状がある場合はカキ、イカ（少量）

避けたい食品

果物、ジュース、甘いお菓子、過剰な塩分

目が充血しやすい

動物性の脂肪、お酒、甘いものを摂りすぎると、充血しやすくなります。

摂りたい食品

ゴボウ（**陽性の人は**ゴーヤや青じそ、**陰性の人は**かぶも有効）

避けたい食品

脂肪分の多い肉や魚、アルコール類、甘いもの、香辛料

白目が黄色く濁っている

肉や乳製品など、動物性脂肪の摂りすぎが考えられます。

摂りたい食品

緑の野菜、大根、じゃがいも、酢（体調を見ながら適度に）

避けたい食品

肉、卵、乳製品、甘いもの、アルコール類

唇が乾燥して荒れる

肉や脂など陽性の食べ物を摂りすぎる一方、陰性の野菜が不足しています。

摂りたい食品

辛味野菜、リンゴ、柑橘類、キャベツ、山芋、里芋、きくらげ

避けたい食品

肉や魚、脂の多いもの、アルコール類、甘いもの、パン

下唇に縦ジワが多い

肉や魚、チーズなど陽性の食品や塩漬け肉、漬け物の摂りすぎが原因です。

摂りたい食品

菜の花、大根、しょうが、じゃがいも、トマト、玉ねぎ、きのこ

避けたい食品

肉、魚、チーズ、バター、卵、塩漬け肉、漬け物、パン

唇の色が紫がかっている

脂っこいものや塩辛い食べ物を摂りすぎて、血液循環が滞りがちなことが原因。

摂りたい食品

梅干し、柑橘類、トマト、リンゴ、ゴボウ、しそ、辛味野菜、海藻類

避けたい食品

脂の多い刺身、肉、アルコール類、甘いもの

食べグセで読み解く

顔や体に出る「色」からトラブルの原因がわかる！

ちょっとぶつけただけなのに、紫色のアザができる、目の下に紫色のクマが出やすい……そんなふうに、同じ「色」のトラブルを抱えている方はいませんか？

　こうした悩みは、特定の食べ物の摂りすぎが原因となっていることが多いのです。原因となる食べ物を突き止め、摂りすぎないようにすれば、いくつものトラブルが改善することも、珍しくありません。

　ここでは、体のどこにどんな色のトラブルが起こりやすいのか、原因となる食べ物は何か、ご紹介します。

色別トラブル＆摂りすぎ食品①

赤のトラブル

色が出る部分	内臓の不調	摂りすぎ食品
手や足先が赤くなりやすい。赤い湿疹や吹き出物、皮膚の赤みなどが出やすい。	心臓などの循環器や肺などの呼吸器が不調で、神経が弱っている可能性も。	アルコール類、ジュース、果物、砂糖、甘味料、スパイス

黄のトラブル

色が出る部分	内臓の不調	摂りすぎ食品
黄色い吹き出物が出やすい。鼻先や額、口のまわり、ひじやひざ、手のひらなどが黄色くなりやすい。	脾臓や肝臓の不調。肝臓と胆嚢の胆汁機能障害、大腸など排出機能に障害がある可能性も。	肉、魚、卵、バター、チーズ、塩、にんじん、かぼちゃ

紫のトラブル

色が出る部分	内臓の不調	摂りすぎ食品
すぐにアザができやすい。体のあちこちに紫斑が出る。目の下に青紫のクマが出やすい。	腸や肝臓の不調。神経が弱っている。甲状腺やホルモン障害の可能性がある。	果物、ジュース、アルコール類、甘い菓子、医薬品、薬物、極端な陰性食品および飲料

色別トラブル＆摂りすぎ食品②

白のトラブル

色が出る部分	内臓の不調	摂りすぎ食品
色が白い、あるいは白すぎる。白い吹き出物が出やすい。ハタケやタムシなどが出やすい。	肝臓、胆嚢、腎臓、特に生殖器およびリンパの病気の可能性がある。	大豆などの豆類、乳製品、刺身や脂肪の多い肉類、塩分とミネラルの多い陽性の食べ物

茶のトラブル

色が出る部分	内臓の不調	摂りすぎ食品
小さな茶色のホクロ、シミ、そばかすが出やすい。ひじやひざなどがカサカサして茶色くなる。	食道、胃、腸などの消化器の不調。腎臓、肝臓、大腸にトラブルがある可能性も。	脂肪たっぷりの動物性食品、油をたくさん使った炒め物や揚げ物、アルコール類、甘い菓子、果物ジュース

黒のトラブル

色が出る部分	内臓の不調	摂りすぎ食品
肌がくすむ。ホクロが多い。目の下に黒いクマが出やすい。歯が黒ずむ。	腎臓、大腸、胃の不調。生殖器の病気、またはホルモンの病気の可能性がある。	砂糖や甘いもの、果物、ジュース、アルコール類、極端な陰性食品および飲料、肉などタンパク質

緑のトラブル

色が出る部分	内臓の不調	摂りすぎ食品
手、足などに緑色が浮き出てくることがある。	疲労、頭痛などの不定愁訴に悩みやすい。ガンや腫瘍ができやすくなっている可能性も。	タンパク質、油脂、糖分、長期間にわたる化学薬品、薬物、医薬品の摂取

→ 強《陽性》

大麦 ライ麦 そば あわ、きび、ひえ			
かぼちゃ 玉ねぎ れんこん よもぎ	にんじん ゴボウ ふき たくあん	じねんじょ タンポポの根	
	●肉・卵類 豚肉 牛肉 鶏肉 馬肉	マトン 有精卵	ハム ベーコン ソーセージ
●魚介類 イカ タコ カキ シジミ ハマグリ	イワシ 伊勢エビ カニ ヒラメ	タイ サケ アジ マグロ サバ ブリ ウナギ アユ	
佃煮昆布 もずく ふのり			
		みそ しょうゆ 自然塩	
くず	タンポポコーヒー しょうゆ番茶	梅醤番茶	

陰陽バランスをとることが大切なのはわかったけど、どの食べものにどんな性質があるのか、旬の時期がいつなのか、よくわからない……。そんな方のために、ひと目で食べ物の陰陽と旬がわかる一覧表をご用意しました。健康的でスリムな体を手に入れるのに、お役に立てれば幸いです。

※食品の並びは目安です。収穫時期や産地などによって陰陽は変化します。

→ 強《陽性》

《陰性》強 ←			中庸	
●穀類				
イーストパン （砂糖入り） 菓子パン		白米 うどん 天然酵母パン とうもろこし	玄米 分づき米 小麦粉 おもち	
●野菜				
ナス トマト じゃがいも もやし ピーマン きゅうり アスパラガス 豆（小豆を除く） タケノコ 生椎茸 キノコ類	ほうれん草 ニラ にんにく さつまいも 干ししいたけ 里芋 山芋	レタス 長ねぎ キャベツ	小松菜 パセリ 白菜 大根 かぶ	
●果物・種子				
バナナ パイナップル グレープフルーツ オレンジ ブドウ メロン 梨 いちじく マンゴー	スイカ もも 柿 みかん 各種ナッツ （アーモンド、 ピーナッツなど）	いちご みかん いよかん きんかん さくらんぼ	栗 リンゴ	
			●海藻	
			ワカメ 昆布 ひじき あおのり	
●豆麦加工品				
豆乳	大豆 湯葉 豆腐（天然にがり） 空豆 うずら豆	えんどう 白ゴマ 黒豆 納豆	小豆 黒ゴマ 油揚げ がんもどき 高野豆腐	
●飲み物など				
砂糖入り飲料 コーヒー ワイン ウイスキー フルーツジュース	日本酒（自然酒） ビール 抹茶 紅茶 煎茶	ミネラルウォーター 炭酸水 ウーロン茶 ルイボスティー	水 ほうじ茶 ヨモギ茶	
●乳製品				
ヨーグルト 生クリーム クリームチーズ バター アイスクリーム	牛乳	チーズ	羊乳チーズ オランダチーズ	
●調味料・香辛料				
蜂蜜 酢 コショウ トウガラシ わさび 化学調味料	オリーブ油 コーン油 ヒマワリ油 ココナッツ油 しょうが カレー粉	ゴマ油 エゴマ油 アマニ油		

《陰性》強 ← 中庸

春

◎ 春キャベツ
◎ 新玉ねぎ　など

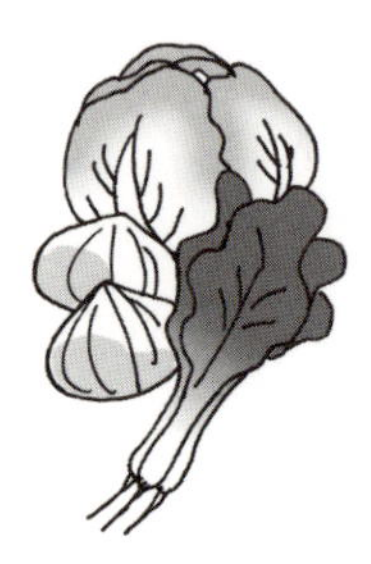

春キャベツ、新玉ねぎなどは春の野菜とされることが多く、産地の気候によっても異なりますが、本当は秋に旬を迎える野菜です。まず南の温かい地方で収穫されて、次第に北上してきます。

夏

◎ トマト
◎ ピーマン
◎ きゅうり
◎ ナス
◎ とうもろこし
◎ ゴーヤ
◎ レタス
◎ みょうが　など

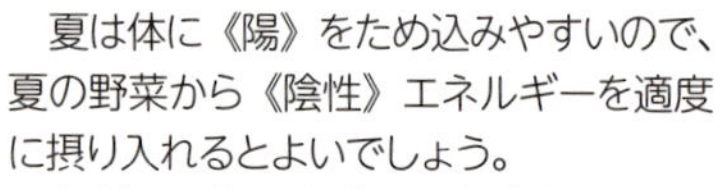

夏は体に《陽》をため込みやすいので、夏の野菜から《陰性》エネルギーを適度に摂り入れるとよいでしょう。
ただし、食べすぎると体が冷えてしまうので、自分の体質や体調にあわせて加減すること。

秋

◎ 西洋かぼちゃ
◎ 玉ねぎ
◎ じゃがいも
◎ 里芋
◎ かぶ
◎ 栗、柿、
　ブドウなどの果物
◎ キノコ類

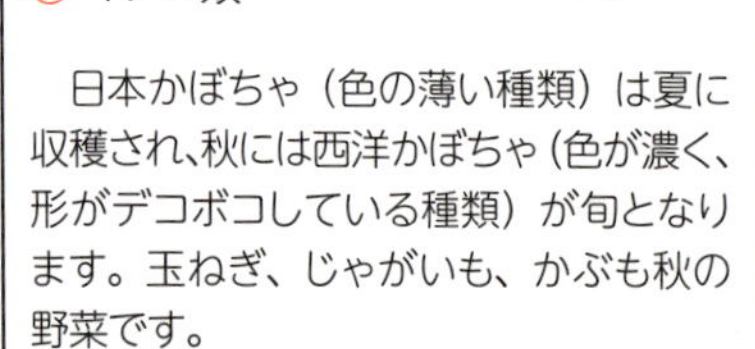

日本かぼちゃ（色の薄い種類）は夏に収穫され､秋には西洋かぼちゃ（色が濃く、形がデコボコしている種類）が旬となります。玉ねぎ、じゃがいも、かぶも秋の野菜です。
果物、キノコ類など、味覚の秋には豊富な種類の食材が色とりどりに揃います。

冬

◎ 大根、にんじん、
　ゴボウなどの根菜類
◎ 長ねぎ
◎ ニラ
◎ 白菜
◎ 小松菜

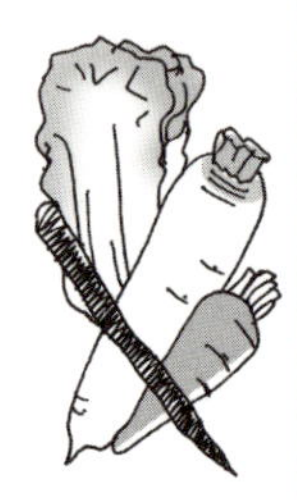

大根、にんじん、ゴボウなどの根菜類、長ねぎ、ニラが、旬を迎えます。よく煮込んで食べると体が温まります。
冬の葉物といえば、白菜、小松菜などが知られています。

著者紹介

山村慎一郎

1949年、岩手県生まれ。ゴーシュ研究所代表取締役。マクロビオティック望診法食事指導者。アメリカのKushi Instituteでマクロビオティックを学び、陰陽五行と望診法に出会う。帰国後、ゴーシュ研究所を開設し、望診法をベースにした食事指導を始める。現在、全国の食事講座で講師として活躍し、食事と手当法の指導、半断食合宿の指導、砂浴合宿などを行っている。「食べ物が運命を作る」をモットーに、穀物菜食を提唱している。著書に『美人のレシピ マクロビオティック望診法』など。本書は2008年刊行の文庫『週3日だけ!のヤセる「食べグセ」ダイエット』(小社刊)を再構成・加筆・修正したものである。

カバー写真　iStockphoto.com/gpointstudio
本文写真　iStockphoto.com/Kikovic(P2),chameleonseye(P3),bondarillia(P4),MarinaZg(P5),kokouu(P6),Sadeugra(P7),franckreporter(P8),GMint(P9),GI15702993(P10),ipopba(P15)
本文イラストレーション　カツヤマケイコ
本文デザイン　浦郷和美
本文DTP　森の印刷屋
編集協力　安藤智子・野田りえ

図解(ずかい)
週3日(しゅうみっか)だけの「食(た)べグセ」ダイエット

2018年1月5日　第1刷

著者　山村慎一郎(やまむらしんいちろう)

発行者　小澤源太郎

責任編集　株式会社プライム涌光

電話　編集部　03(3203)2850

発行所　株式会社青春出版社

東京都新宿区若松町12番1号〒162-0056
振替番号　00190-7-98602
電話　営業部　03(3207)1916

印刷　大日本印刷　製本　大口製本

万一、落丁、乱丁がありました節は、お取りかえします。

ISBN978-4-413-11241-3　C0077